What's Your Color?

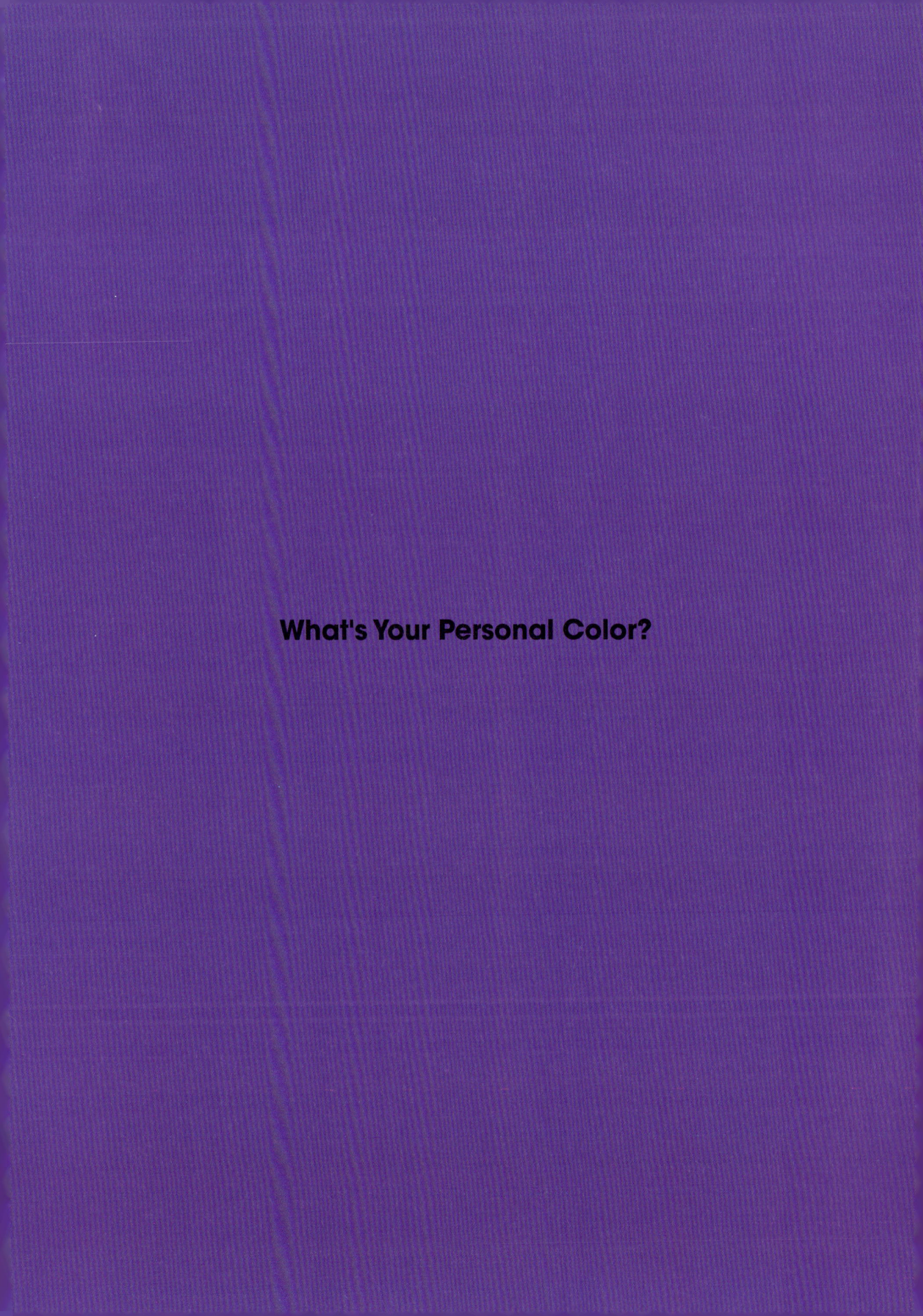

개코의
퍼스널
컬러북

민새롬 지음

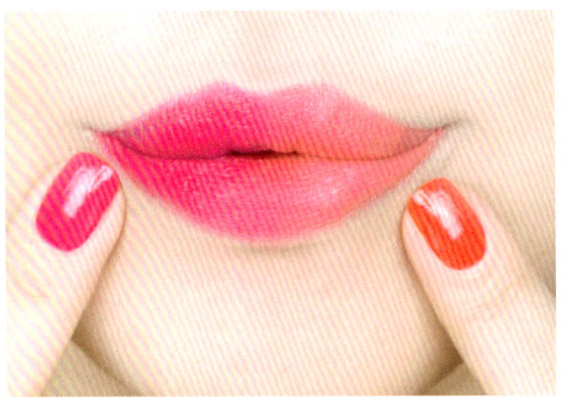

CONTENTS

여러분의 색은 무엇인가요?
What's Your Color?

퍼스널 컬러가 뭐죠?	010
웜톤, 쿨톤이란?	011
명도와 채도 파악하기	013
사계절 타입 알아보기	022

개코와 함께 퍼스널 컬러를 찾아봐요!
Searching For Your Color!

이 책의 사용 방법	034
웜톤 봄 타입 컬러	036
쿨톤 여름 타입 컬러	064
웜톤 가을 타입 컬러	092
쿨톤 겨울 타입 컬러	120
컬러칩 한눈에 보기	148

퍼스널 컬러에 맞춰 메이크업해봐요!
Color Matching

봄 브라이트 타입 컬러매칭	154
봄 라이트 타입 컬러매칭	155
여름 라이트 타입 컬러매칭	156
여름 뮤트 타입 컬러매칭	157
가을 뮤트 타입 컬러매칭	158
가을 딥 타입 컬러매칭	159
겨울 브라이트 타입 컬러매칭	160
겨울 딥 타입 컬러매칭	161

"오늘 유난히 예뻐 보인다"
"요즘 피부 관리 받아?"

립스틱 색만 바꿨을 뿐인데 !

대학생이 되어 메이크업에 관심이 생기면서 여러 가지 화장품을
사 모았어요. 어울리는 색, 브랜드 전혀 신경 쓰지 않고 TV 속 연예인이
바른 제품이나 유행하는 컬러를 마구잡이로 샀죠. 아마 저와 같은 경험
한 번씩은 있을 거예요. 화장대에 화장품이 넘쳐나는데 바를 게 없는
느낌…. 특히 색조 화장품은 더 심하죠. 여러 종류의 색이 있어도 늘 같은
것에만 손이 가고요. 어떤 립스틱은 바르자마자 형광등을 켠 것처럼 얼굴이
맑고 밝아지는데, 어떤 립스틱은 바르면 입술만 동동 떠 보이고 심지어
아프냐는 소리를 듣기도 해요. 컨디션은 최상인데 말이죠. 발색과 지속력이
좋은 립스틱을 발견하고 들뜬 마음에 친구에게 발라주었는데 얼굴이
칙칙하고 탁해 보여 멘붕이었던 적도 있어요. 분명 내가 발랐을 때는
너무 잘 어울렸는데 친구가 바르니 영 아닌 거죠. 이런 시행착오를 겪으며
사람마다 각각 어울리는 색이 다르다는 걸 깨달았어요. 어울리지 않는 색을
바르면 생기가 없거나 튀어 보일 수 있다는 것도요. 가끔은 큰 용기를 내어
저와 정말 안 어울리는 워스트 색을 바르기도 해요. 매일 비슷한 톤의 색만
바르면 지루하잖아요. 과감하게 변신하고 싶은 날도 있고요. 정성스럽게
바르며 주문을 외우죠. '원래 잘 어울리는 색이다~' 하지만 바르고 나서
거울을 보면 '10년 후' 개코가 천진난만하게 웃고 있어요. 그 모습을 보며
곧바로 후회하죠.

'하… 차라리 생얼이 낫겠다!'

우연히 알게 된 퍼스널 컬러
깐깐한 뷰티 전문가의 마음까지 사로잡은
전문 퍼스널 컬러리스트로 거듭나다!

미술을 전공해 색을 접할 기회가 많았어요. 자연스럽게 '색'이라는 신비로운 매력에 빠져들었죠. 색은 단지 그림을 그릴 때만 필요한 게 아니라, 우울할 때 기분 전환을 해주기도 하고 불안한 마음을 다독여주는 따뜻한 힘도 가지고 있다는 걸요. 좀 더 깊이 공부하고 싶어 컬러리스트 기사 자격증을 준비하며 '퍼스널 컬러'라는 걸 알게 됐어요. 사람마다 어울리는 색이 따로 있고, 그 색에 맞춰 메이크업을 하거나 옷을 입으면 안색이 환해 보일 뿐만 아니라 단점도 커버할 수 있다는 걸요. 나에게 맞는 컬러를 잘 사용하면 예뻐질 수 있다는 거잖아요. 색과 메이크업에 관심이 많은 제가 꼭 공부해보고 싶은 분야였죠.

컬러리스트 자격증 취득 후 본격적으로 퍼스널 컬러에 대해 공부했어요. 외국 전문서적을 빌려 읽기도 하고 관련 강의를 들으며 열심히 공부했죠. 예전에는 지하철 안이나 커피숍에서 무념무상 멍때리며 앉아 있었지만 퍼스널 컬러를 알고 난 후에는 사람들을 관찰하며 마음속으로 '저 사람은 무슨 톤일까', '다른 색 립스틱을 바르면 더 예뻐 보일 텐데' 하며 진단을 하곤 해요.

저는 지금 전국 방방곡곡을 뛰어다니며 다양한 사람을 만나 1:1 퍼스널 컬러 컨설팅을 하고 있어요. 시행착오도 많았지만 열심히 공부하고 알아가며 저만의 데이터를 만들었죠. 이 책엔 지금까지 정리해놓은 퍼스널 컬러의 모든 것을 하나도 빠짐없이 담았어요. 저만 예뻐질 순 없잖아요.^^ 나에게 맞는 컬러를 찾는다면 화장하는 즐거움이 훨씬 더 커질 거예요!

여러분의
색은 무엇인가요?

What's Your Color?

아침에 일어나 샤워를 하고 바로 메이크업을 하나요?
아니면 옷을 입고 나서 메이크업을 하나요?
저는 잠들기 전에 내일 할 메이크업을 정한 뒤 옷을 결정해요.
메이크업에 가장 많이 사용한 색에 맞춰 옷을 고르면 어떤 옷을 입어야 할지 고민도 덜고 시간도 절약할 수 있거든요.
메이크업을 하는 데 보통 1시간 정도 걸리는데, 피부 화장에 공을 들이는 편이에요. 앞서 발간한 〈개코의 오픈 스튜디오〉에서 소개한 '원터치 메이크업' 때문이죠. 시간은 많이 걸리지만 그 효과가 대단하거든요. 원터치 메이크업을 하고 강남을 10시간 누비고 온 제 사진을 본 분들은 그 효과를 잘 아실 거예요. 우리 집 강아지 송이도 못 알아본 바로 그 메이크업이죠!
색조 화장을 할 때면 누구나 고민이 많을 거예요. 어떤 색을 발라야 할지, 어떻게 레이어링해야 할지. 저 역시 그런 경험이 있어요. 색을 정하지 못해 지우고 바르고를 반복하다 결국 피부 화장만 하고 외출한 적도 있죠. 하지만 지금은 그런 실수를 하지 않아요. 제 피부에는 어떤 색이 잘 어울리는지 정확히 알고 있거든요. 정말 특별한 날이 아니면 그 색 위주로 화장을 하기 때문에 색조 화장을 망치는 날은 손에 꼽을 정도예요.
가끔 블로그에 "언니는 항상 생기 있어 보이네요. 그 비결이 궁금해요", "매일매일 여신 스타일이에요"라는 댓글이 올라오는데, 사실 저도 과음과 밤샘 작업 때문에 피부가 칙칙하고 다크서클이 턱밑까지 내려오는 날이 많아요. 하지만 이런 결점을 커버해주는 퍼스널 컬러를 알고 있기 때문에 티가 나지 않는 거예요.

밤새 술을 마시거나
스트레스 때문에 잠을 설친 날에도
발랄하고 생기 있게!

'퍼스널 컬러'

퍼스널 컬러가 뭐죠?

퍼스널 컬러란 신체색과 조화를 이루는 색으로, 얼굴과 전체적인 스타일을 더 돋보이게 해요. 퍼스널 컬러에 맞춰 메이크업을 하고 옷을 입으면 피부가 맑고 깨끗하며 생기 있어 보여요.
반대로 퍼스널 컬러와 잘 맞지 않으면 피부가 푸석하고 칙칙해 보이겠죠. 주근깨, 여드름 등 숨기고 싶은 피부 결점이 드러나기도 하고요.

사진으로 그 차이점을 확인해봐요!

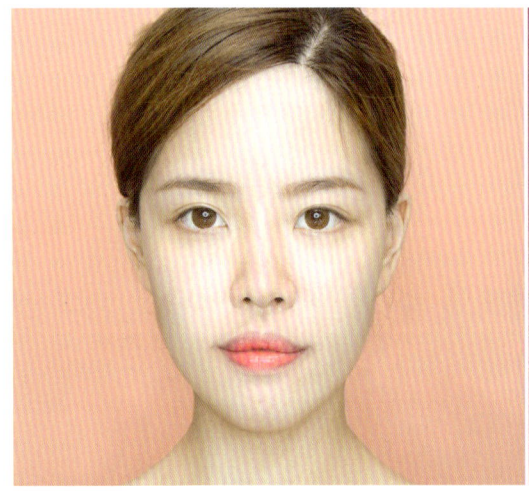 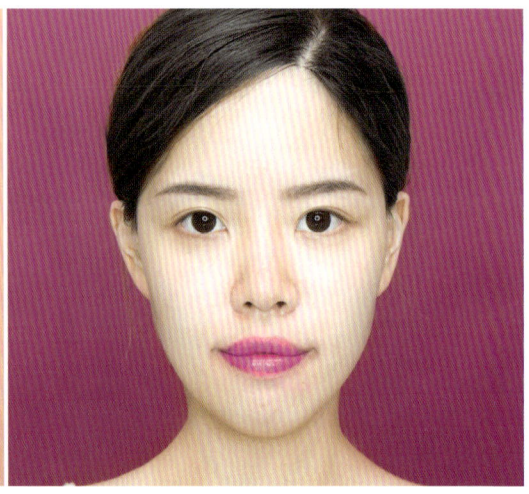

혹시 못 알아본 건 아니겠죠? 개코예요!
민낯에 오렌지, 핑크 립스틱만 발랐어요. 립스틱 색에 맞춰 배경도 바꿨고요. 두 사진 모두 각도와 조명은 같아요. 어느 쪽이 더 개코스럽나요?
사람에 따라 다르겠지만 대부분 왼쪽 사진을 선택했을 거예요. 왼쪽이 더 조화롭고 편안해 보이죠.
퍼스널 컬러는 크게 웜톤과 쿨톤으로 나눌 수 있어요. 왼쪽 사진은 웜톤 컬러를, 오른쪽 사진은 쿨톤 컬러를 사용해 촬영했어요. 저는 웜톤이기 때문에 웜톤 컬러를 사용한 왼쪽 사진이 더 자연스럽고 예뻐 보일 거예요. 두 눈 크게 뜨고 다시 한 번 보세요. 차이가 확연히 느껴지죠!

퍼스널 컬러의 핵심!
웜톤, 쿨톤

퍼스널 컬러를 찾는 데 가장 중요한 웜톤과 쿨톤에 대해 이야기해 볼게요. 보통 웜톤은 피부가 어둡고 쿨톤은 하얗다고 생각하는데, 퍼스널 컬러는 피부색이 아니라 베이스에 따라 웜톤과 쿨톤으로 나뉘어요. 오른쪽 컬러칩을 보면 훨씬 이해하기 쉬울 거예요.

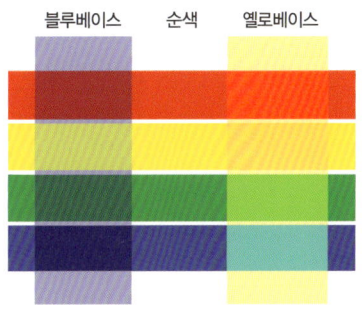

가운데를 기준으로 왼쪽은 쿨톤의 블루베이스blue base, 오른쪽은 웜톤의 옐로베이스yellow base예요. 가운데는 아무것도 섞지 않은 순색이고요. 웜톤, 쿨톤도 헷갈리는데 갑자기 튀어나온 '베이스'라는 단어에 당황했을 거예요. 컬러칩을 보면 어떤 느낌인지 대충 알 수 있지만 정확하게 와 닿지는 않죠? 당황하지 말고 개코와 함께 하나씩 차근차근 알아봐요. 왼쪽은 순색에 투명한 파란색 셀로판지blue base를 올린 컬러, 오른쪽은 노란색 셀로판지yellow base를 올린 컬러라고 생각해 봐요. 순색에 따뜻한(옐로) 빛이 돌면 웜톤, 차가운(푸른) 빛이 돌면 쿨톤이 되는 거예요.

진단천을 대볼게요!

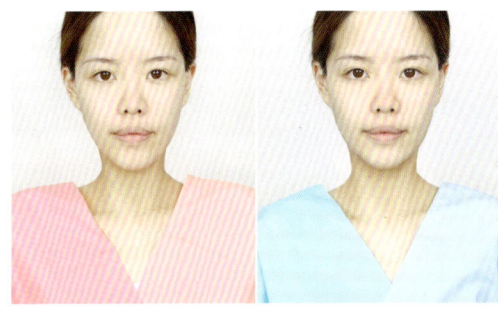

라이트
(고명도, 저채도)

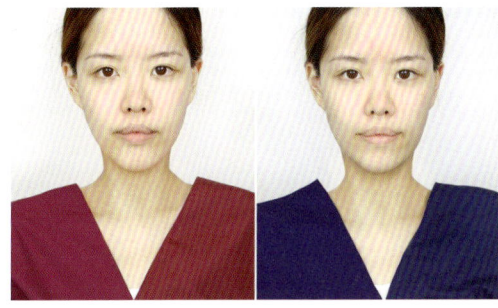

다크
(저명도, 저채도)

라이트톤 진단천과 다크톤 진단천을 대고 찍은 사진이에요. 위 사진이 훨씬 생기있고 자연스러워 보이죠. 아래 사진은 진단천과 얼굴이 따로 놀고 얼굴의 붉은 기가 올라와 칙칙해 보여요.

좀 더 구체적으로 알아볼까요?
웜톤은 봄, 가을 타입으로
쿨톤은 여름, 겨울 타입으로 나뉘어요.

퍼스널 컬러는 크게 웜톤과 쿨톤으로 나뉘고, 웜톤과 쿨톤은 다시 봄, 여름, 가을, 겨울 타입으로 나뉘어요. 한마디로 웜톤은 봄, 가을 타입으로 쿨톤은 여름, 겨울 타입으로 나눌 수 있죠. 퍼스널 컬러 이론은 색채조화론에서 시작하는데, 사람의 타고난 신체색은 사계절 자연의 색과 연결되어 있다고 해요. 예를 들어 '봄' 하면 파릇파릇한 새싹이 돋아나고 따뜻한 기운에 꽃들이 피어나는 싱그러운 색이 떠오르죠. 여름은 푸른 바다와 바닷가의 짠 냄새를 연상시키는 파랑, 회색이 생각나고요. 이렇게 계절의 색을 퍼스널 컬러에 연결시켜 봄, 여름, 가을, 겨울 타입으로 나눈 거예요.

개코's TIP

색과 관련된 용어 알고 가기!

퍼스널 컬러에 대해 집중적으로 공부하기 전에 알고 가면 좋은 용어를 소개할게요. 미술 시간에 한번쯤 들어봤을 아주 익숙한 단어랍니다. 앞으로 소개할 이론을 이해하는 데 큰 도움이 될 거예요.

❶ **색상**: 빨강, 노랑, 초록, 파랑, 보라 등 유채색을 나눌 수 있도록 구별되는 특성
❷ **순색**: 아무것도 섞지 않은 채도가 가장 높은 색
❸ **명도**: 색의 밝기
　　　　명도가 낮다=저명도=어둡다 | 명도가 높다=고명도=밝다
❹ **채도**: 맑고 탁함 혹은 색의 선명함 정도
　　　　채도가 높다=고채도=색이 맑다, 선명하다 | 채도가 낮다=저채도=색이 탁하다, 흐릿하다

머리로는 이해가 되지만 실제로 색을 보면 명도와 채도의 구별이 어려울 수도 있어요. 그래서 생각해낸, 쉽게 구별할 수 있는 방법을 소개할게요!
아무것도 넣지 않은 빨간 토마토소스로 로제파스타를 만들기 위해 우유와 크림을 넣는다고 생각해보세요. 빨간 토마토소스는 선명한 토마토 색(순색)이고, 여기에 흰색 우유를 넣으면 토마토소스가 흐려지겠죠? 검은색도 섞어볼게요. 토마토소스에 오징어먹물을 부으면 색이 탁해지겠죠? 순색이 탁하고 흐려지며 저채도가 된 거예요. 우유를 부으면 명도가 올라가 저채도(고명도)가 되고, 오징어먹물을 부으면 명도가 내려가 저채도(저명도)가 돼요. 이렇게 채도가 낮아진다는 건 원색(토마토)에 흰색 혹은 검은색 등 다른 색이 섞여 흐려지고 탁해진다고 이해하면 돼요.

나와 어울리는
명도와 채도(톤)를 파악한 후
사계절 타입을 찾아봐요!

자신에게 어울리는 색이 무엇인지 잘 모르는 분들도 많을 거예요. 피부 톤과 잘 어울리는 명도, 채도를 먼저 찾으면 베스트컬러를 금방 파악할 수 있어요. 아래 PCCS 톤을 보며 함께 알아봐요!

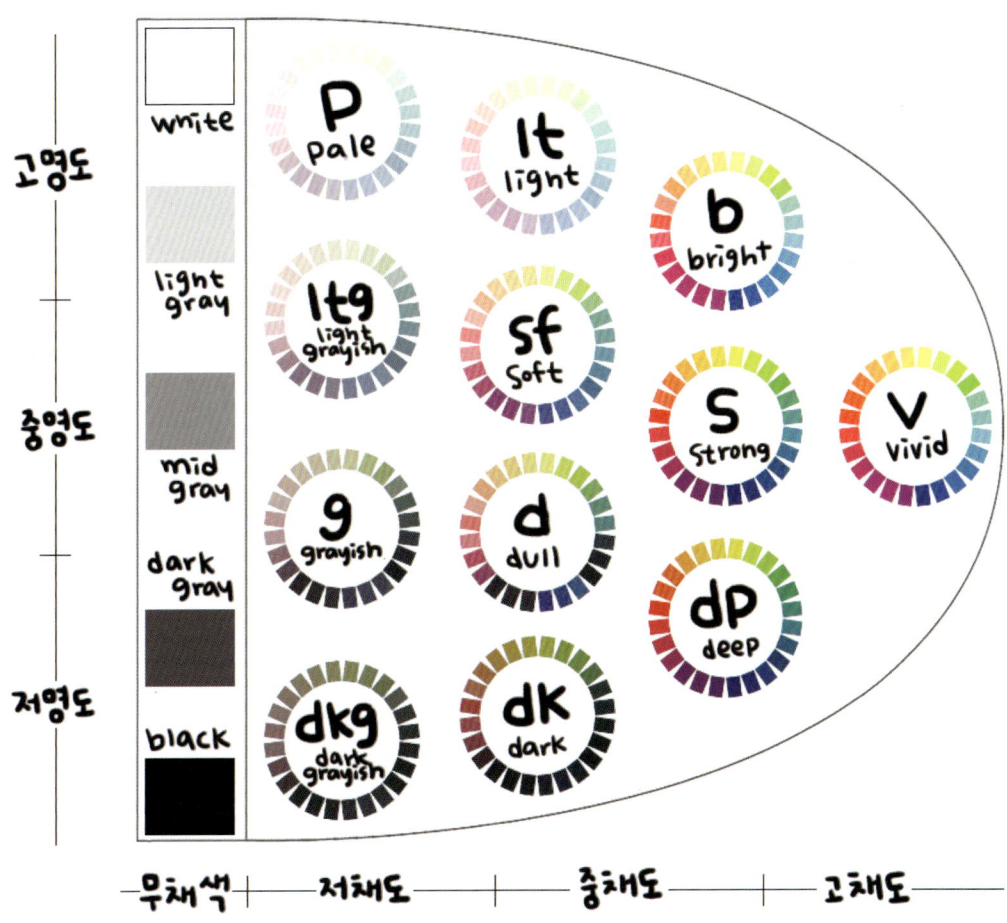

PCCS 톤은 Practical Color Cordination System의 약자로 일본색채연구소가 제안한 배색체계예요. 무채색을 제외한 12가지 색을 그룹화했죠. 세로축은 명도, 가로축은 채도를 나타내요. 세로축은 위로 갈수록 고명도, 아래로 갈수록 저명도, 가로축은 안쪽으로 향할수록 저채도, 바깥쪽으로 향할수록 고채도예요. 그럼 PCCS 톤을 이루는 12가지 그룹의 특성을 자세히 알아봐요.

비비드

Character 순색의, 선명한, 경쾌한,
화려한, 활동적인
Type 겨울, 봄

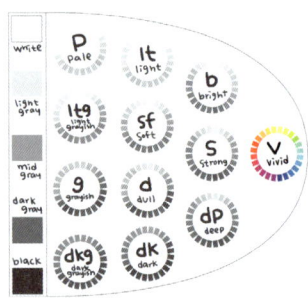

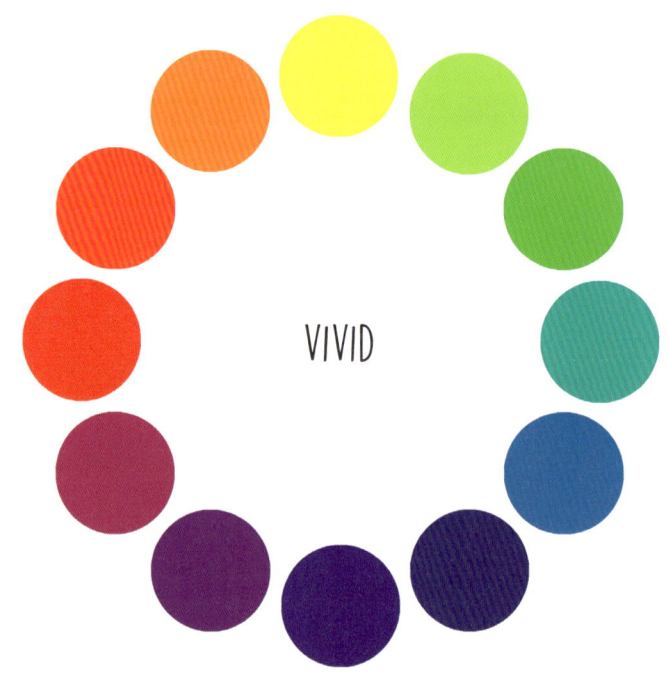

PCCS 톤에서 가장 오른쪽에 위치하는 고채도 순색으로, 멀리서도 잘 보이는 강렬하고 선명한 색이에요. 화려하고 튀어 넓은 면적에 단독으로 사용하기는 부담스럽지만 가방이나 구두 등 액세서리에 포인트를 주기 좋아요.

스트롱

Character 강한, 강렬한, 역동적인
Type 가을, 겨울 일부, 여름 일부

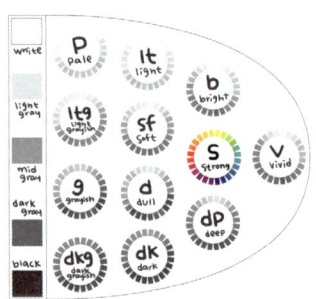

비비드 톤보다 채도가 낮아 무게감이 있어 보여요. 선명하다기보다 강하고 역동적인 이미지라는 표현이 더 잘 어울려요.

딥

Character 깊은, 진한, 중후한,
견고한, 무거운
Type 가을, 겨울, 여름 일부

'일부'라고 표기한 건 그 톤에 완벽하게 해당하는 것이 아니라 그러데이션으로 지나가는 톤을 뜻합니다.

저명도, 고채도로 진하고 강해 클래식한 이미지를 표현할 때 딱이에요.

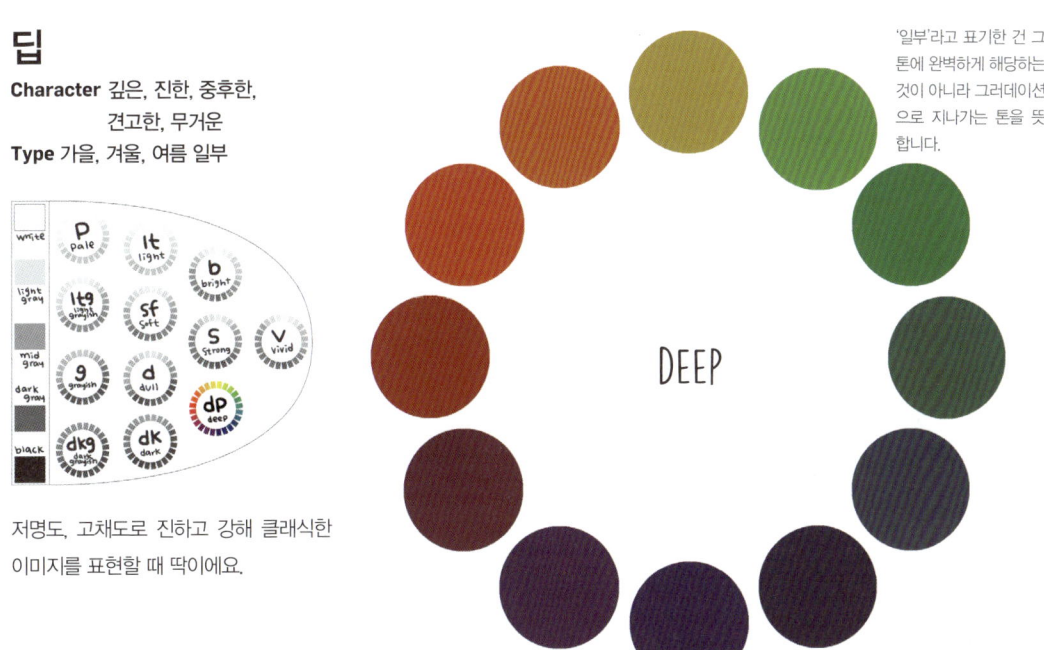

브라이트

Character 밝은, 쾌활한, 발랄한,
명랑한
Type 봄, 여름 일부, 겨울 일부

비비드 톤에 흰색을 조금 섞어 맑고 밝은 느낌을 표현해요. 밝고 명랑하고 산뜻한 이미지를 주어 화사해 보여요.

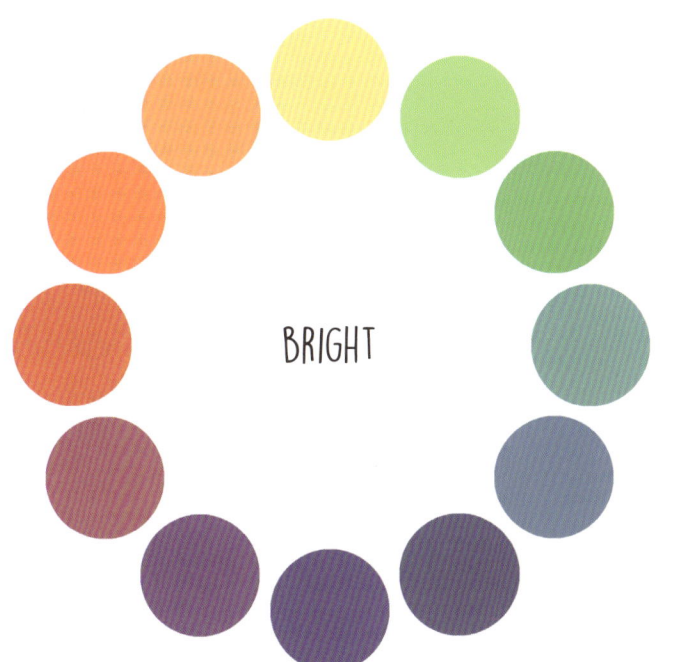
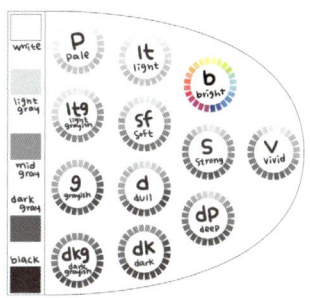

라이트

Character 밝은, 가벼운, 부드러운,
옅은, 여성스러운
Type 봄, 여름

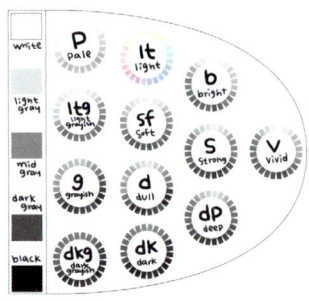

브라이트 톤에 흰색을 조금 더 섞어 깨끗하고 밝으며 부드러워요. 은은한 파스텔 톤으로 로맨틱하고 여성스러운 느낌을 주죠.

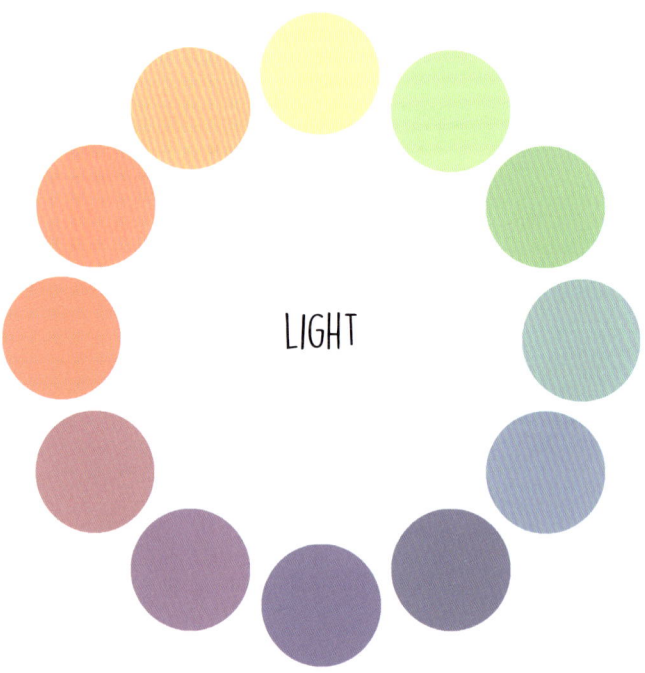

LIGHT

페일

Character 연한, 깨끗한, 섬세한,
순수한, 가벼운
Type 봄, 여름, 겨울 일부

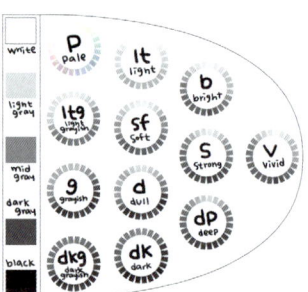

라이트 톤에 흰색을 섞어 가볍고 깨끗해요. 고명도, 저채도로 연하고 가벼우며 섬세한 이미지를 풍겨요. 선명한 색들과 배색하기도 좋아요.

PALE

라이트그레이시

Character 편안한, 내추럴한, 온화한, 은은한
Type 여름, 가을

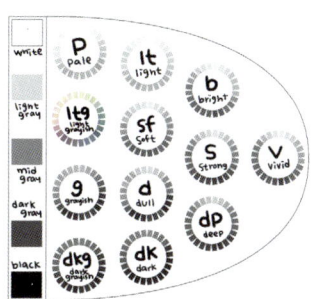

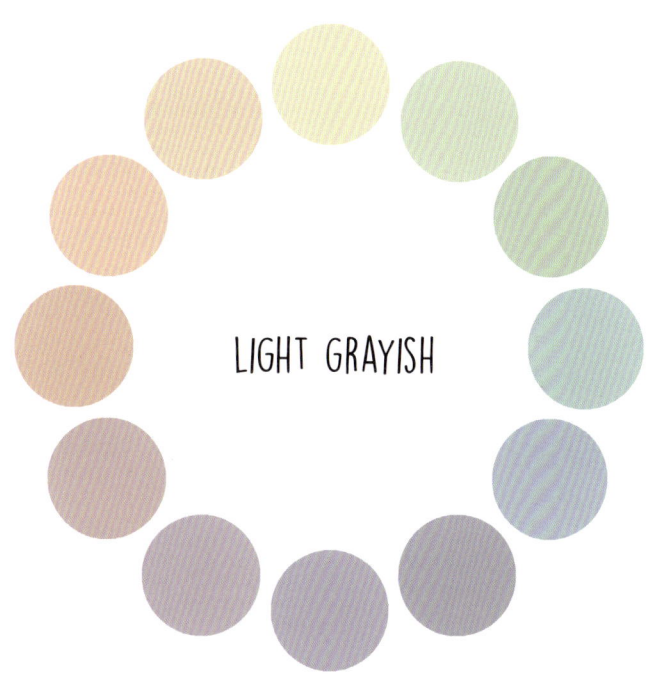

LIGHT GRAYISH

페일 톤에 회색이 섞여 편안하고 안정감 있는 느낌을 줘요. 실내 디자인 소품을 디자인할 때 자주 사용하는 색이에요.

소프트

Character 부드러운, 자연스러운, 편안한, 차분한
Type 여름, 가을

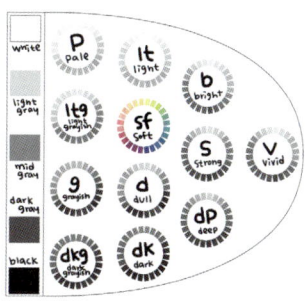

SOFT

중명도, 중채도의 중간 톤이에요. 내추럴하며 편안한 톤으로, 라이트그레이시톤보다 채도가 높아 덜 탁하면서 부드럽고 온화해요.

덜

Character 차분한, 고상한, 둔한, 고풍스러운
Type 여름, 가을

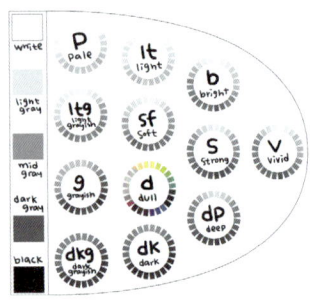
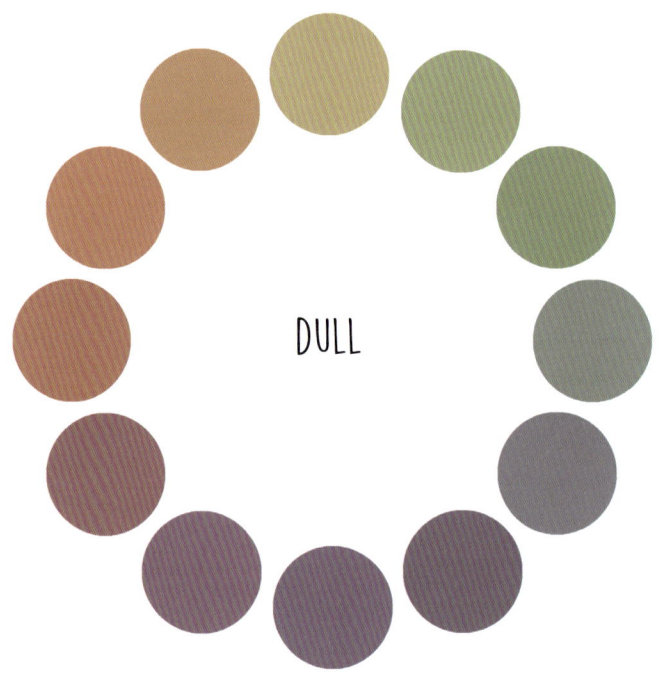

중명도, 중채도 톤으로 소프트 톤보다 명도가 낮아 고풍스러워 보여요. 딥 톤은 순색에 검은색, 덜 톤은 순색에 회색을 섞어 부드럽고 차분한 이미지를 연출해요.

그레이시

Character 탁한, 흐릿한, 차분한, 침착한, 고급스러운
Type 여름, 가을

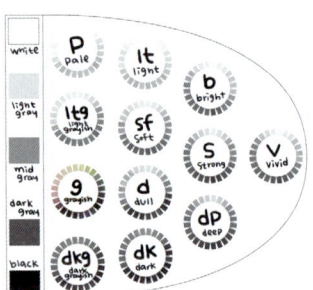

라이트그레이시 톤에서 명도가 내려간 저–중명도의 탁한 톤이에요. 안정적이고 빈티지한 느낌을 풍겨요.

다크

Character 어두운, 무거운, 딱딱한,
견고한, 남성적인
Type 가을, 겨울, 여름 일부

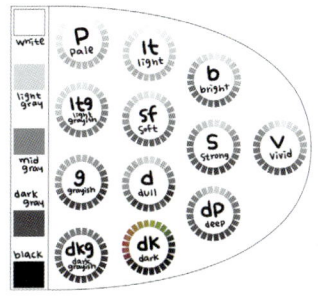

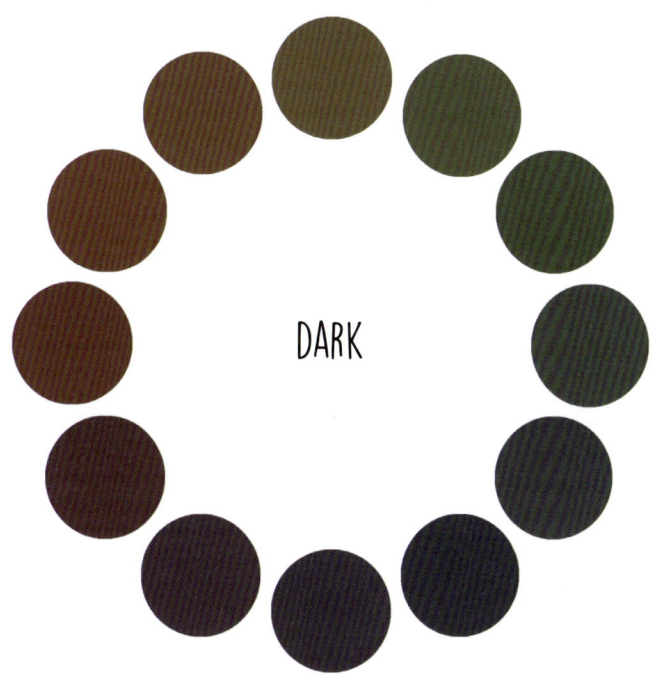

DARK

저명도, 저채도로 어둡고 무거운 이미지예요. 검은색이 많이 섞여 있어 딱딱한 느낌이죠.

다크그레이시

Character 어두운, 무거운, 과묵한
Type 가을, 겨울, 여름 일부

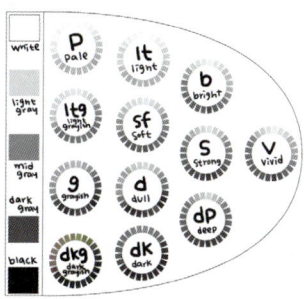

DARK GRAYISH

검정에 가까운 어둡고 진한 회색이 섞여 어둡고 무거운 느낌을 줘요. 저명도, 저채도로 색이 잘 느껴지지 않아 색상을 통한 이미지 표현보다는 톤에 집중해 무게감을 표현할 때 활용해요.

톤에 대해서 이해했으니 컬러칩을 보고 색을 맞혀볼까요?

한 번 보고 정확히 맞히기는 쉽지 않을 거예요. 앞의 PCCS 톤을 보며 차근차근 알아봐요.
자, 그럼 정답을 외쳐볼까요? 하나! 둘! 셋!

저명도, 고채도 딥 톤의 빨간색

중명도, 중채도 덜 톤의 주황색

고명도, 저채도 페일 톤의 노란색

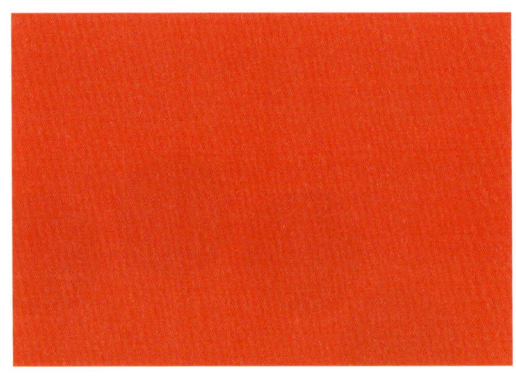

중명도, 고채도 비비드 톤의 빨간색

저채도, 저명도 다크그레이시 톤의 보라색

저명도, 고채도 딥 톤의 남색

**나는 정답도 못 맞혔다!
너무 헷갈린다!**

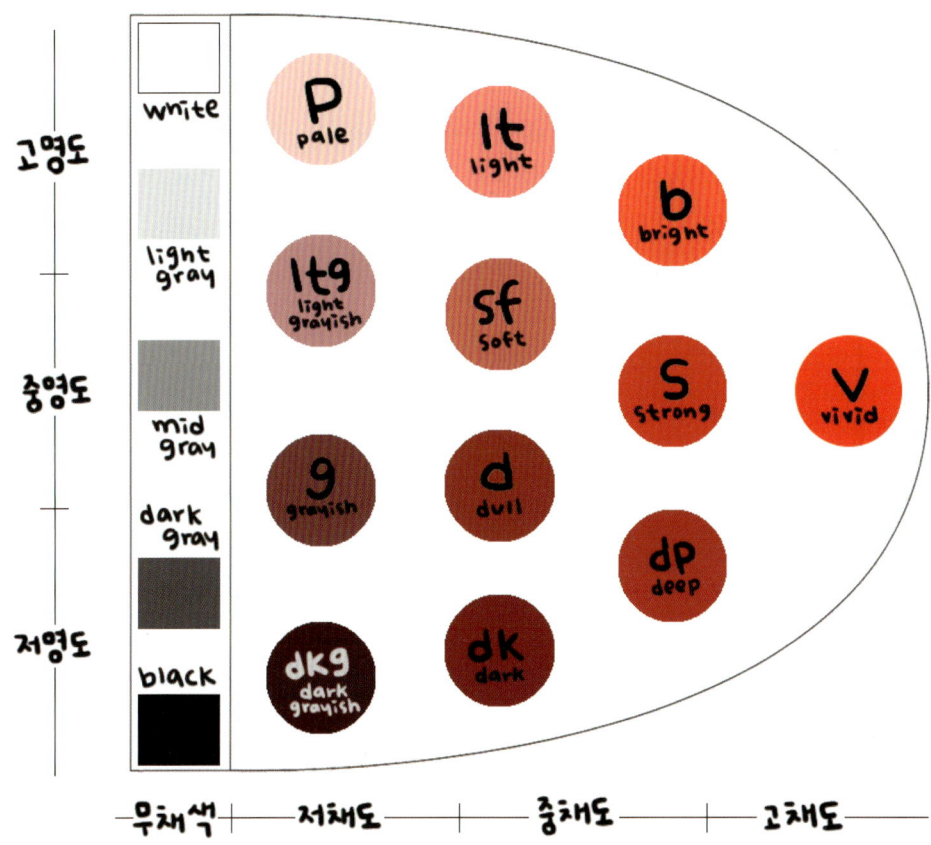

걱정 마세요! 각 컬러에 해당하는 PCCS 톤 표를 따로 모아서 보면 쉽게 이해할 수 있어요. 20쪽 첫 번째 컬러칩에 해당하는 컬러를 찾기 위해 빨간색 계열만 모아봤어요. PCCS 톤 표를 보며 컬러칩과 같은 컬러가 어디에 있는지 파악해봐요. 저명도와 고채도가 만나는 부분에 있죠! 컬러칩 안에 dp(deep) 이라는 톤 표시가 돼 있어요. 따라서 정답은 저명도, 고채도 딥 톤의 빨간색이 되는 거예요.

봄, 여름, 가을, 겨울
사계절 타입에 대해 알아봐요!

많이 기다리셨죠! 이제 본격적으로 나만의 퍼스널 컬러를 알아봐요. 앞의 내용을 이해했다면 자신의 타입을 금방 파악할 수 있을 거예요. 진단천을 사용하지 않고 가장 정확히 퍼스널 컬러를 찾는 방법은 가지고 있는 화장품 컬러를 각각 계절을 나타내는 색과 맞춰보는 거예요. 또 예쁘다는 소리를 많이 들었을 때 발랐던 컬러를 떠올려봐요. 그 컬러가 여러분의 퍼스널 컬러에 가장 근접해요. 각 타입의 색과 톤까지 아주 꼼꼼하고 자세하게 풀어놓았으니 하나도 놓치지 마세요!

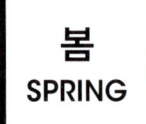
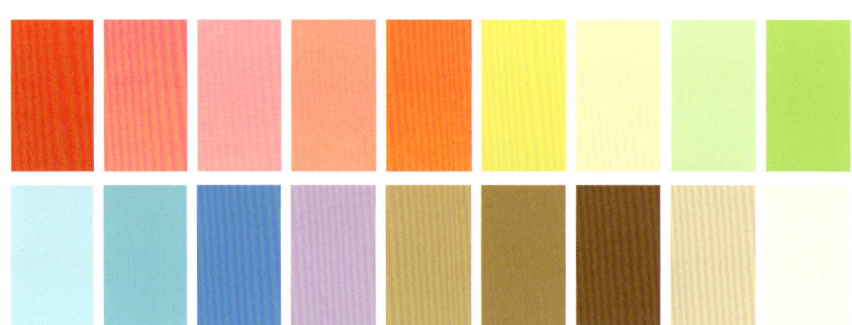

봄에는 겨우내 꽁꽁 얼어 있던 모든 것이 따스한 태양에 녹기 시작하죠. 생동감을 불러일으키는 계절이기도 해요. '봄'의 기운과 느낌을 색으로 표현하면 노란 개나리, 따스한 햇빛을 받고 피어난 색색의 예쁜 꽃들, 연둣빛 새싹, 포근한 하늘 등이 떠오를 거예요. 이렇게 봄은 따뜻하고 맑고 깨끗한 이미지를 가지고 있어요.

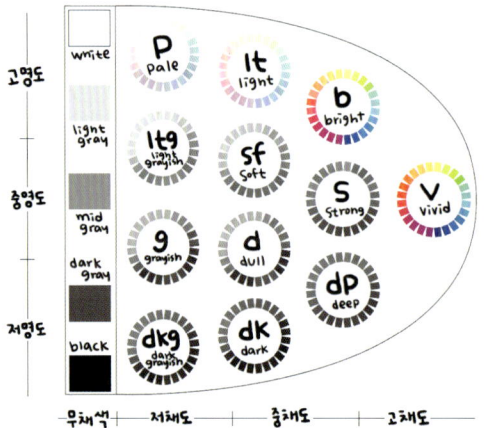

위의 표를 보면 봄 타입에 고명도 색이 주를 이루는 걸 확인할 수 있어요. 앞서 설명한 비비드, 브라이트, 라이트, 페일 톤이 봄 타입에 해당해요. 봄 타입은 다시 브라이트, 라이트로 나눌 수 있어요.

브라이트

Tone 비비드, 브라이트

비비드 톤과 브라이트 톤으로 옐로베이스의 중–고명도, 고채도의 선명한 색이 잘 어울려요.

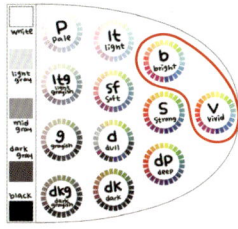

라이트

Tone 페일, 라이트

페일 톤과 라이트 톤이에요. 흰색이 많이 섞인 순한 파스텔 톤이 잘 어울리지요. 회색빛이 많이 섞인 탁한 파스텔 톤은 피하세요.

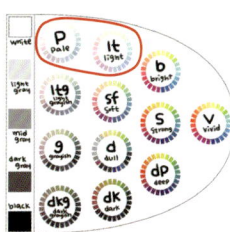

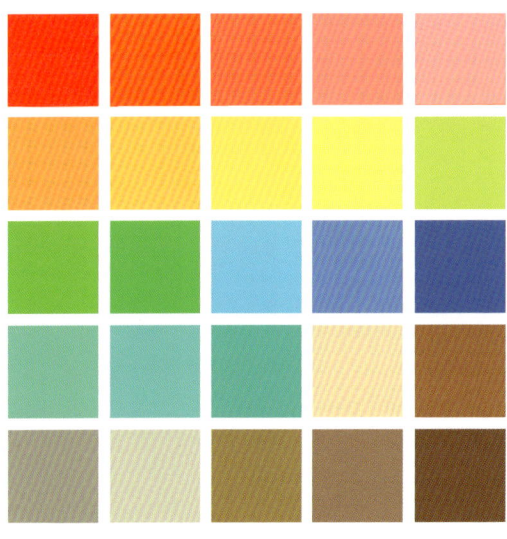

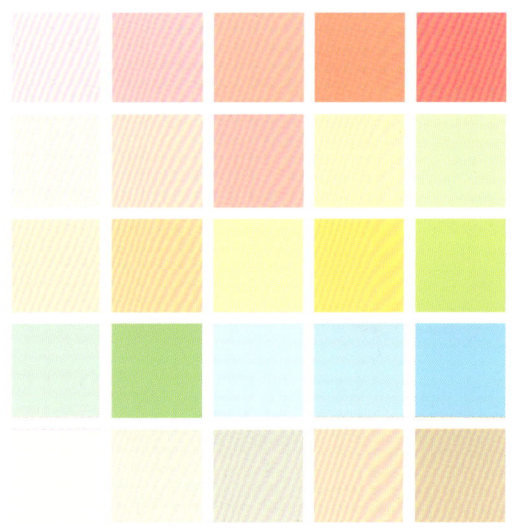

톤별 컬러 자세히 보기

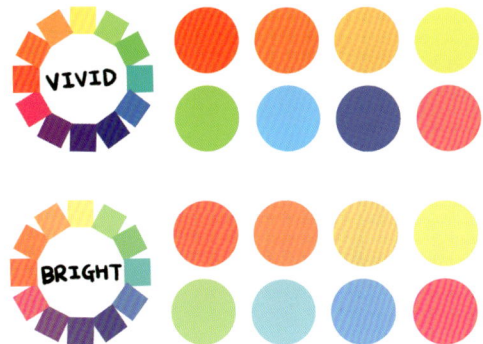

톤별 컬러 자세히 보기

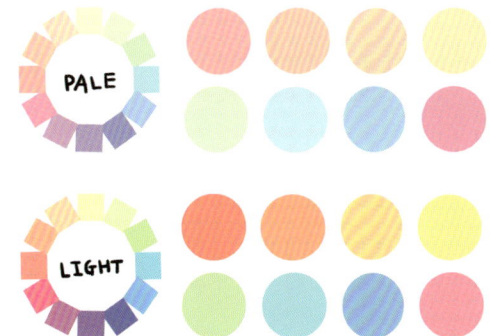

여름 SUMMER

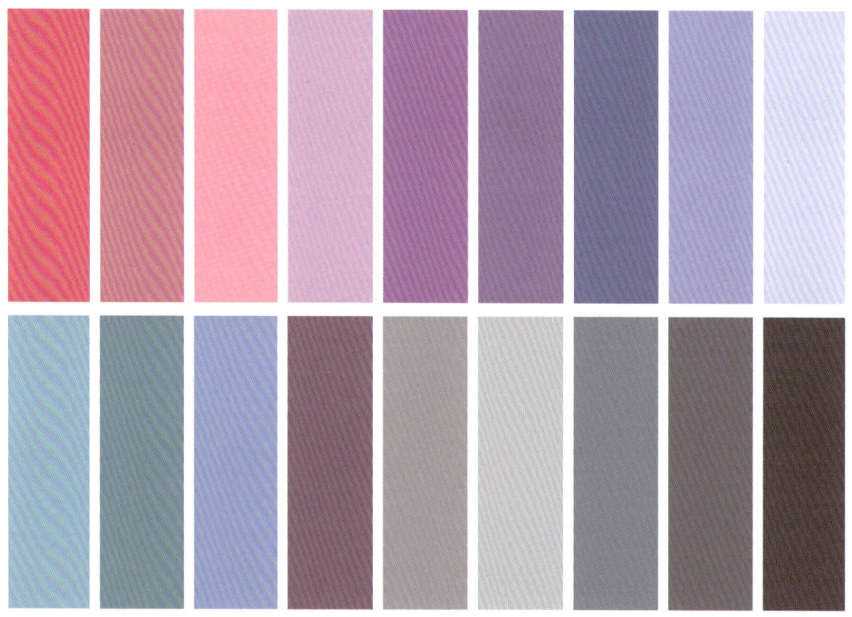

밝고 뜨거운 태양 아래 맑은 바다. 습하고 짠 냄새를 연상시키는 파란색과 회색이 떠올라요.
여름은 봄에 비해 톤 영역이 넓어요. 흰색 혹은 회색이 섞여 채도가 낮고 부드러운 색이 가장 잘 어울리지요.

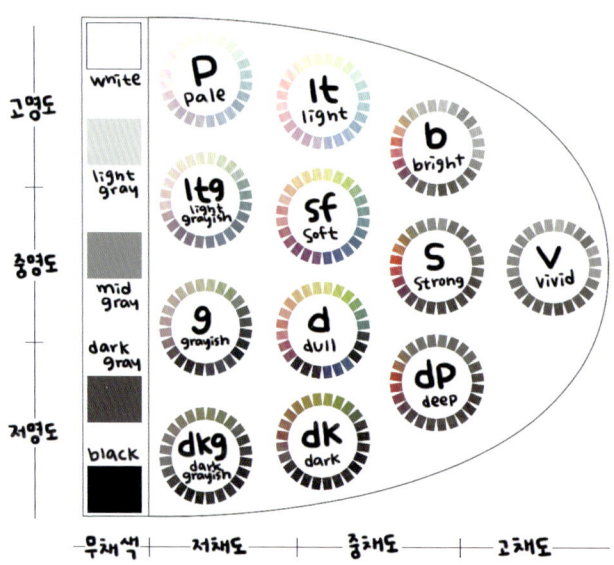

고명도에서 저명도, 중채도에서 저채도까지 넓은 영역의 톤을 이루고 있는 것을 확인할 수 있죠. 라이트, 페일, 소프트, 덜, 그레이시, 라이트그레이시 그리고 일부의 다크그레이시, 다크, 브라이트, 스트롱, 딥 톤이 해당해요. 여름 타입은 라이트와 뮤트로 나눌 수 있어요.

라이트

Tone 라이트, 페일, 라이트그레이시 일부, 브라이트 일부, 소프트 일부

회색 기와 푸른 기가 살짝 도는 고명도의 은은한 파스텔 톤이 잘 어울려요. 브라운 컬러를 사용하고 싶다면 노란 기가 빠지고 회색빛이 나는 연한 로즈브라운이 좋아요.

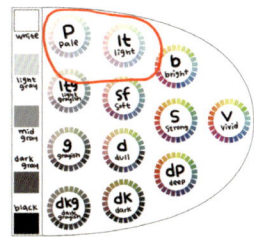

뮤트

Tone 소프트, 덜, 그레이시, 라이트그레이시 일부, 다크 일부, 다크그레이시 일부, 스트롱 일부, 딥 일부

회색이 많이 섞인 톤 다운된 파스텔 계열이 잘 어울리는 타입으로, 화이트보다는 회색빛이 나는 쿨 베이지 컬러가 잘 어울려요. 중-저명도의 탁한 파스텔 색상들이겠죠!

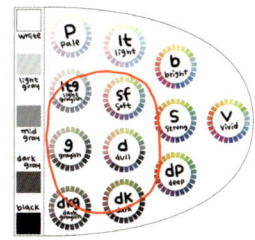

여름 타입은 특히 톤 영역이 넓어서 완벽하게 해당되지는 않지만 그러데이션으로 살짝 걸쳐 넘어가는 톤이 많아요. 컬러칩을 보며 전체적인 색감의 조화와 톤의 느낌을 참고하세요!

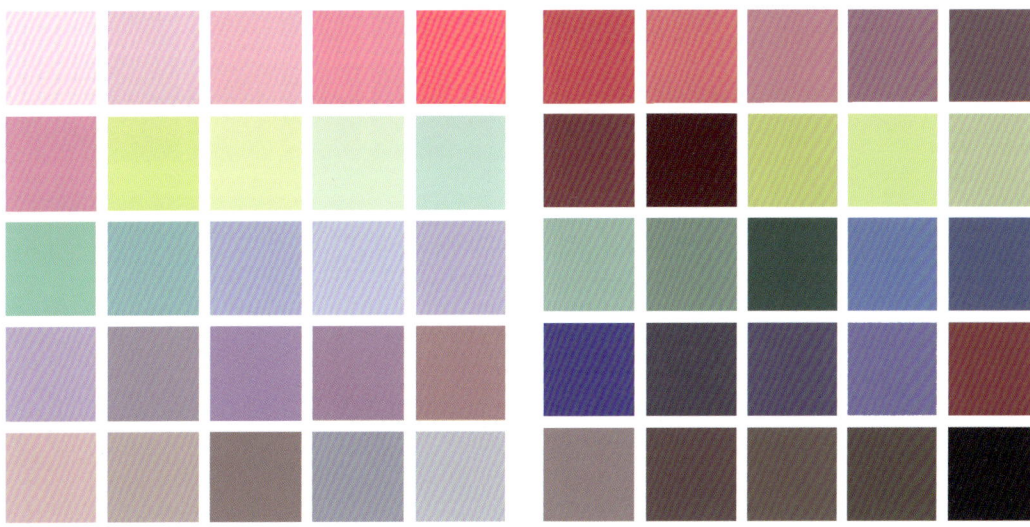

톤별 컬러 자세히 보기

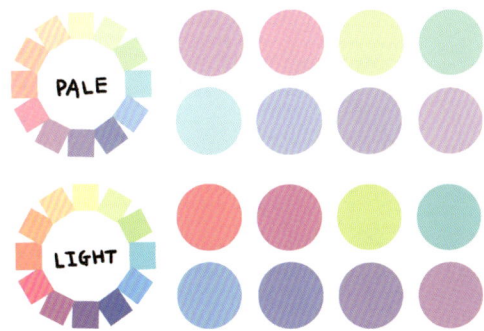

톤별 컬러 자세히 보기의 컬러칩은 각 계절 타입의 톤에 완벽하게 부합되거나 일부여도 그중 넓은 영역으로 해당되는 타입의 메인색들 입니다.

톤별 컬러 자세히 보기

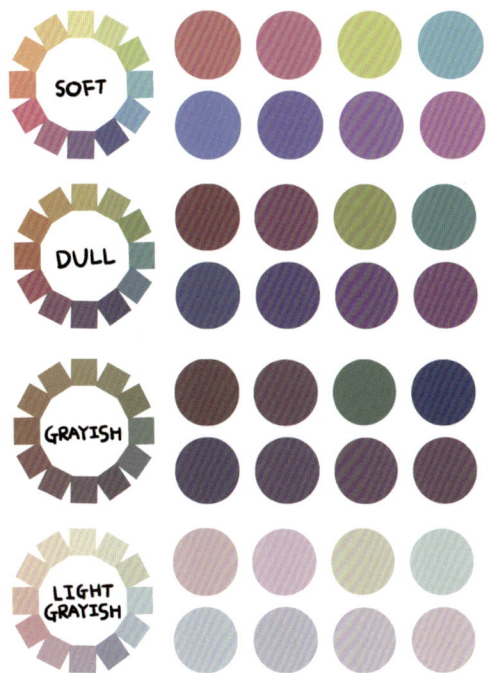

가을 AUTUMN

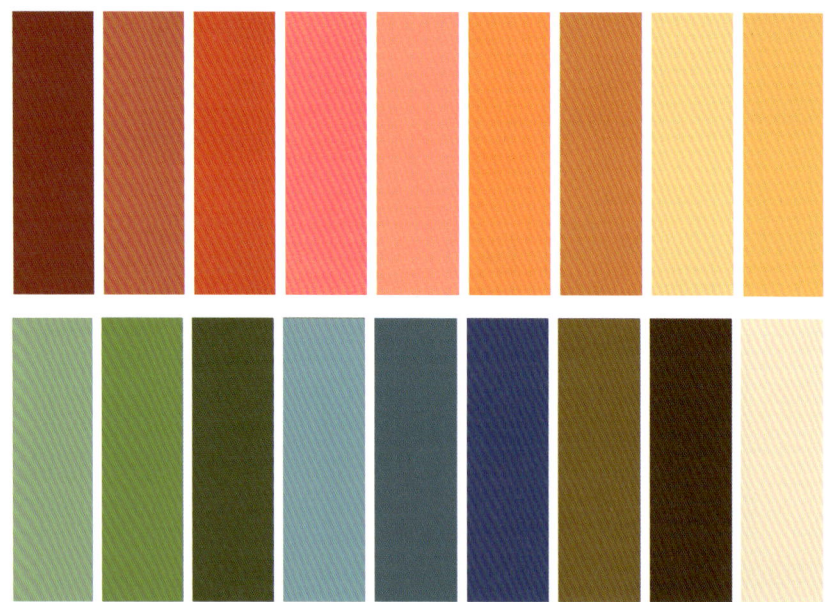

붉은 단풍, 노란 은행, 황금빛 들판과 잘 익은 곡식 등 가을은 전체적으로 따뜻하고 풍부한 색감을 가진 계절이에요. 가을 타입은 사계절 중 가장 넓은 영역의 톤을 가지고 있어요. 여름 타입도 톤이 넓지만, 여름보다 색이 더 풍부해요. 중-저명도의 차분하고 그윽한 색들이 가장 잘 어울리며 스트롱, 딥 톤으로 배색을 넣어 포인트를 줘도 좋아요.

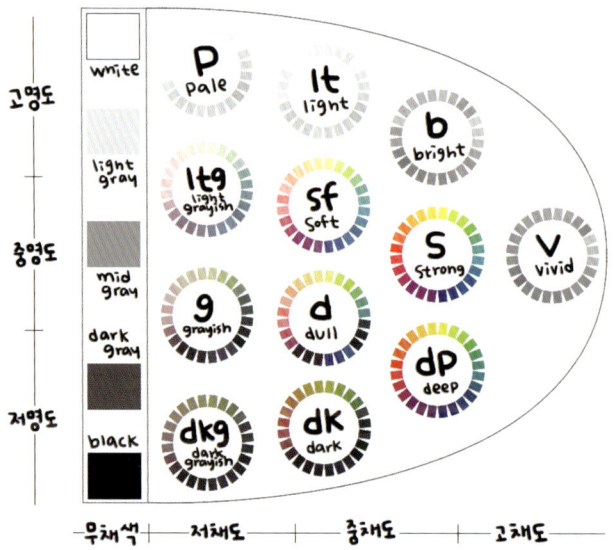

중명도에서 저명도, 중채도에서 저채도까지 포함하는 넓은 영역으로 덜, 스트롱, 딥, 다크, 소프트, 라이트그레이시, 그레이시, 다크그레이시가 해당해요. 가을 타입은 뮤트와 딥으로 나뉘어요.

뮤트

Tone 덜, 소프트, 그레이시, 라이트그레이시, 다크그레이시 일부, 다크 일부

중–저채도로 노란빛과 회색빛이 나는 옐로베이스의 베이지색과 같이 차분하고 따뜻한 색이 잘 어울려요. 진하고 답답한 색과 흰빛이 나는 색은 피하세요.

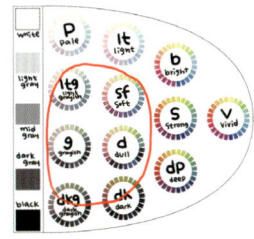

딥

Tone 덜, 스트롱, 딥, 다크, 다크그레이시 일부, 그레이시 일부

고급스럽고 클래식한 색들이 잘 어울리는 딥 타입. 노란 기나 붉은 기가 도는 진한 색이 잘 어울리며 흰빛이 많이 섞인 파스텔 톤은 피하는 게 좋아요.

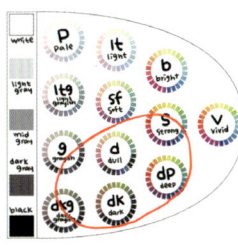

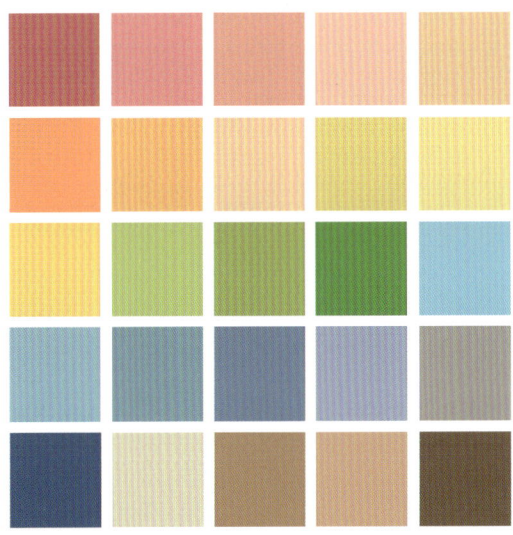

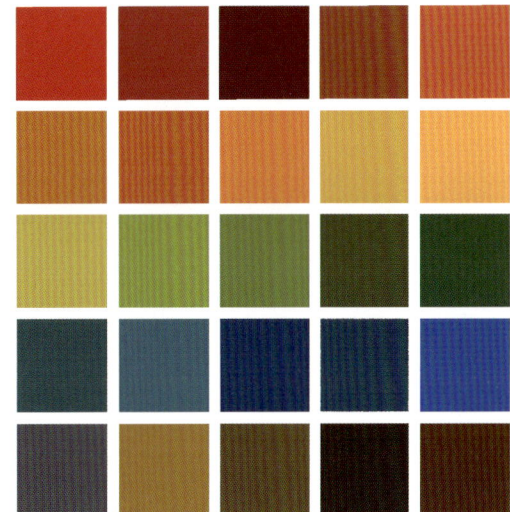

톤별 컬러 자세히 보기

톤별 컬러 자세히 보기

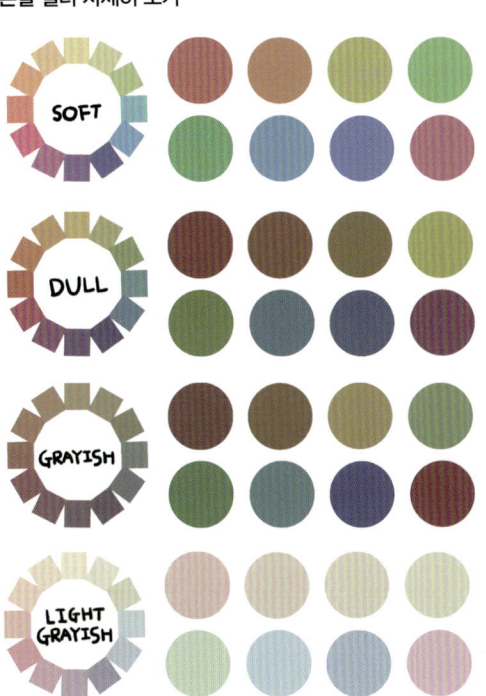

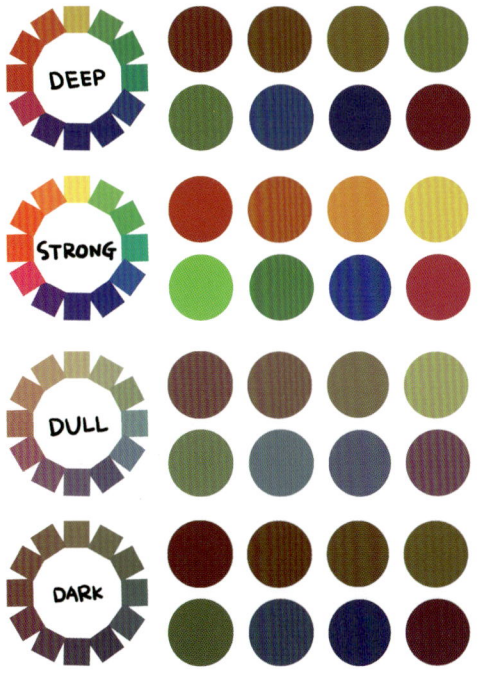

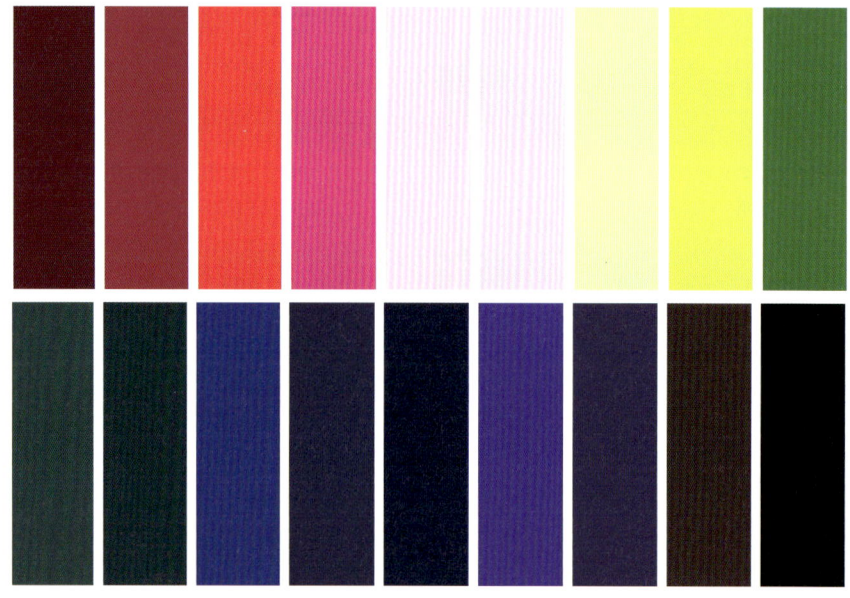

겨울 WINTER

칼같이 차가운 바람과 회색조의 하늘, 앙상한 나뭇가지만 남은 황량한 풍경, 그리고 온 세상을 뒤덮은 은백색의 눈이 생각나죠. 겨울 타입은 이렇게 쨍하고 시리도록 차가운 색들을 가지고 있어요. 봄 타입과 마찬가지로 톤 영역이 좁답니다.

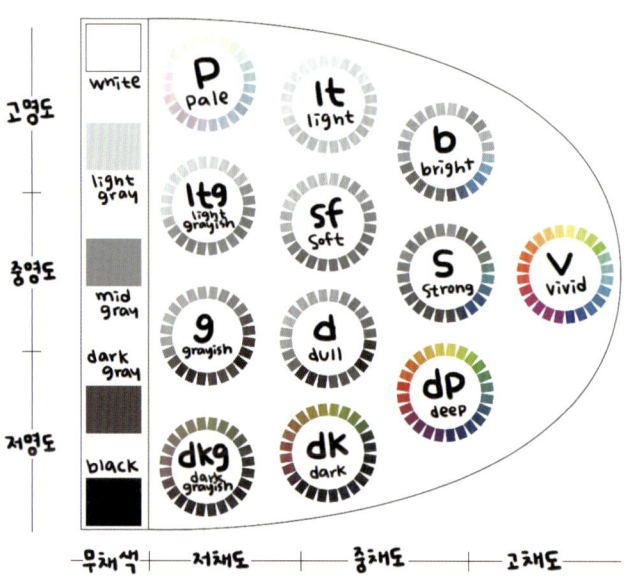

중명도에서 저명도, 고채도에서 저채도의 톤을 가지고 있으며 다른 톤과 강한 대비를 이루는 고명도의 페일 톤도 포함해요. 비비드, 딥, 다크, 다크그레이시, 스트롱 일부와 브라이트 일부가 겨울 타입에 해당해요.

브라이트

Tone 비비드, 딥, 브라이트 일부, 스트롱 일부

쨍하고 푸른빛이 나는 색이 잘 어울려요. 페일 톤 중 화이트에 가까우며 푸른빛이 도는 아이시한 컬러나 블랙 & 화이트로 대비를 주면 포인트가 되겠죠.

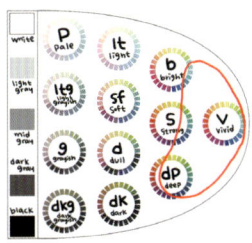

딥

Tone 다크, 다크그레이시, 딥 일부

어둡고 진한 블랙, 블랙에 가까운 남색, 청록색, 어두운 회색이 잘 어울려요. 여리여리한 파스텔 톤 혹은 따뜻한 봄 타입 색은 비추!

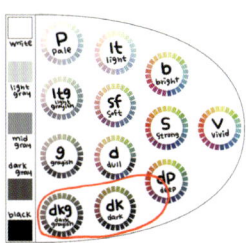

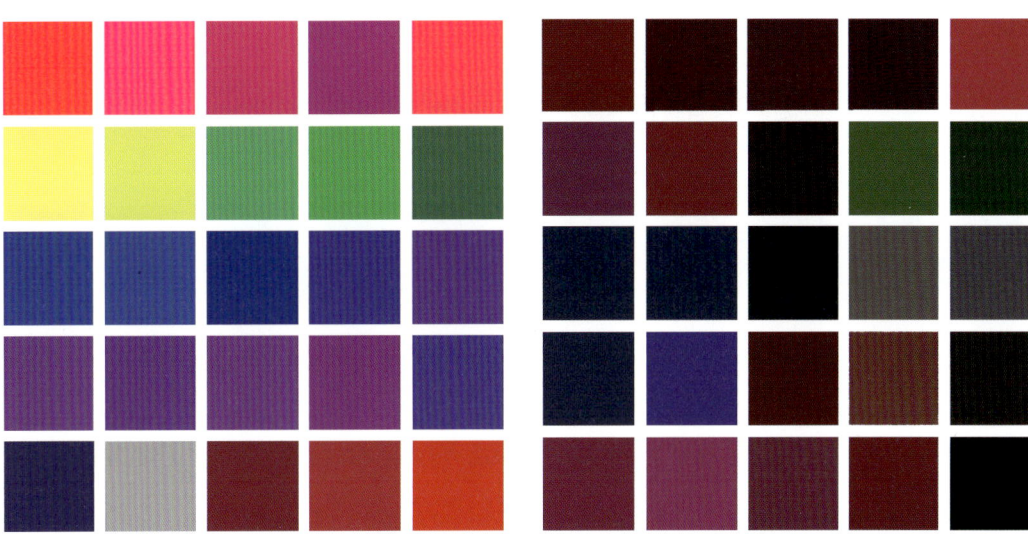

톤별 컬러 자세히 보기

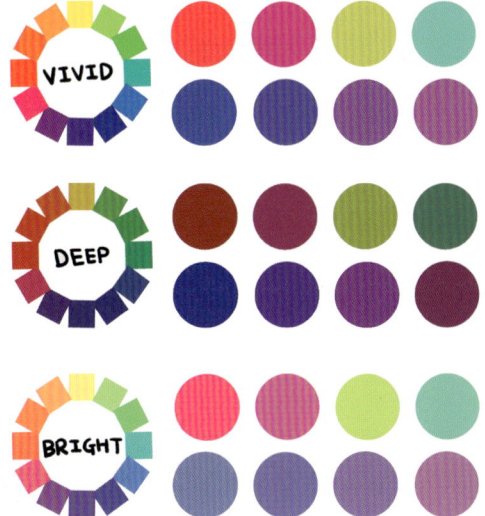

톤별 컬러 자세히 보기

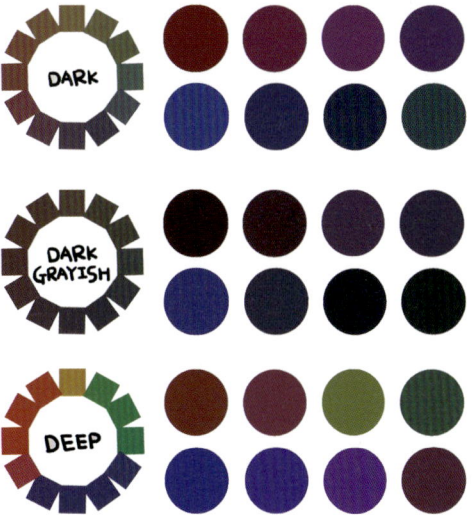

겨울은 특히 색과 톤의 영역이 좁기 때문에 최대한 가까운 톤 안에서 활용하는 것이 좋아요. 같은 톤이지만 옆에 그러데이션으로 붙어 있는 톤중 어느 톤이 더 가까운지에 따라 컬러칩을 뽑았어요.

톤이 겹쳐 헷갈리는 타입은
진단천으로 비교해봐요!

고채도, 중명도의 비비드 톤에 해당하는 봄과 겨울의 브라이트 타입 등 같은 톤 안에서 다시 옐로베이스와 블루베이스로 나뉘기 때문에 톤이 겹쳐 헷갈리는 타입이 있을 거예요. 당황하지 마세요! 제가 진단천으로 직접 비교하며 정리해드릴게요! 두 색을 나란히 놓고 보면 노란 기가 들어 있는 색과 푸른 기가 들어 있는 색을 구분하기 쉬워요.

봄 브라이트

겨울 브라이트

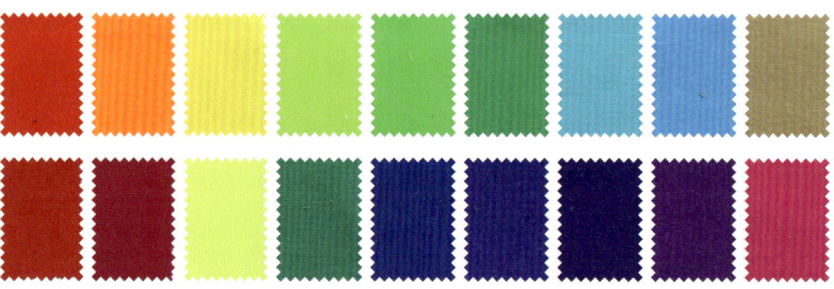

선명한 고채도 비비드 톤을 가지고 있는 봄 브라이트와 겨울 브라이트 타입이에요. 두 타입의 천을 함께 비교해보니 위쪽(봄) 타입은 따뜻한 옐로베이스를, 아래쪽(겨울) 타입은 차가운 블루베이스인 것을 확인할 수 있죠.

빨강, 초록, 파랑 진단천만 놓고 비교해봐요!

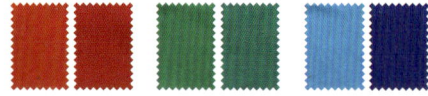

진단천 2개를 기준으로 왼쪽이 봄 브라이트, 오른쪽이 겨울 브라이트예요.
COLOR (왼쪽부터) 비비드 톤 웜레드, 비비드 톤 쿨레드 | 비비드 톤 웜그린, 비비드 톤 쿨그린 | 비비드 톤 웜블루, 비비드 톤 쿨블루

봄 라이트

여름 라이트

페일~브라이트 톤으로 고명도 색들이지만 봄은 따뜻한 옐로베이스를, 여름은 블루베이스를 가지고 있어요. 봄과 비교해 회색빛이 돌죠. 빨강, 초록, 파랑만 따로 뺀 아래 진단천을 보면 정확히 이해할 수 있을 거예요.

빨강, 초록, 파랑 진단천만 놓고 비교해봐요!

진단천 2개를 기준으로 왼쪽이 봄 라이트, 오른쪽이 여름 라이트예요.
COLOR (왼쪽부터) 라이트 톤 웜레드, 라이트 톤 쿨레드 | 라이트 톤 웜그린, 라이트 톤 쿨그린 | 페일 톤 웜블루, 페일 톤 쿨블루

가을 딥

겨울 딥

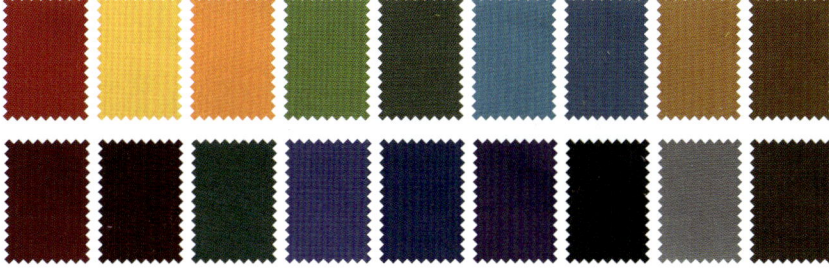

딥 톤과 다크 톤 위주의 저명도 색들이 주를 이루는 딥 톤이에요. 가을 딥 타입은 옐로베이스를, 겨울 딥 타입은 블루 베이스를 가지고 있어요.

빨강, 초록, 파랑 진단천만 놓고 비교해봐요!

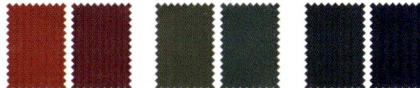

진단천 2개를 기준으로 왼쪽이 가을 딥, 오른쪽이 겨울 딥이에요.
COLOR (왼쪽부터) 딥 톤 웜레드, 딥 톤 쿨레드 | 딥 톤 웜그린, 딥 톤 쿨그린 | 다크 톤 웜블루, 다크 톤 쿨블루

가을 뮤트

여름 뮤트

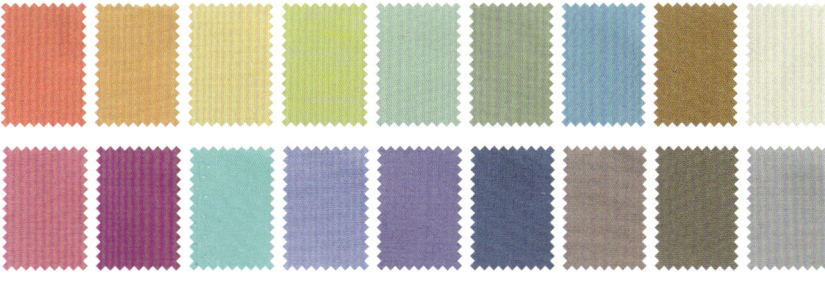

소프트 톤과 덜 톤, 그레이시한 색들이 주를 이루는 뮤트 타입이에요. 여름 뮤트 타입은 블루베이스를, 가을 뮤트 타입은 옐로베이스를 가지고 있어요.

빨강, 초록, 파랑 진단천만 놓고 비교해봐요!

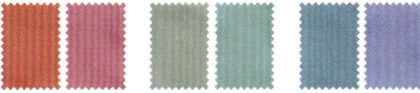

진단천 2개를 기준으로 왼쪽이 가을 뮤트, 오른쪽이 여름 뮤트예요.
COLOR (왼쪽부터) 소프트 톤 웜레드, 소프트 톤 쿨레드 | 소프트 톤 웜그린, 소프트 톤 쿨그린 | 소프트 톤 웜블루, 소프트 톤 쿨블루

개코와 함께
퍼스널 컬러를 찾아봐요!

Searching For Your Color!

퍼스널 컬러에 대해 자세하게 공부했으니 본격적으로 나의 컬러를 찾아봐요. 진단천으로 찾는 게 가장 정확하지만 구입하자니 너무 비싸고 전문가를 찾아가 진단받기도 부담스럽죠. 그래서 진단천 컬러를 그대로 책에 담아보았어요. 진단천과 최대한 비슷한 색을 뽑았으니 여러분의 퍼스널 컬러를 어렵지 않게 찾을 수 있을 거예요. 가방에 넣고 다니면서 친구, 엄마, 남자친구도 진단해주세요.

이 책의 사용 방법
컬러북으로 퍼스널 컬러를 진단해봐요!

컬러북 활용 방법에 대해 소개할게요. 잘 숙지해서 자신에게 가장 잘 어울리는 컬러를 찾아봐요!

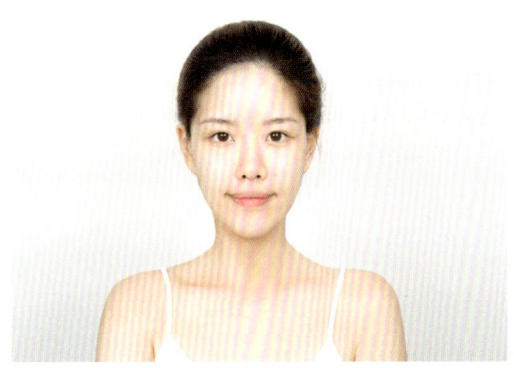

1 머리카락 전체를 깔끔하게 포니테일로 묶은 후 흰색 티셔츠 혹은 어깨가 드러나는 민소매 티를 입어요.
TIP 햇빛이 자연스럽게 들어오는 오후 2~4시에 실내에서 진단하는 게 가장 정확해요. 따뜻한 색의 조명이 있는 공간에서는 진단이 제대로 되지 않아요.

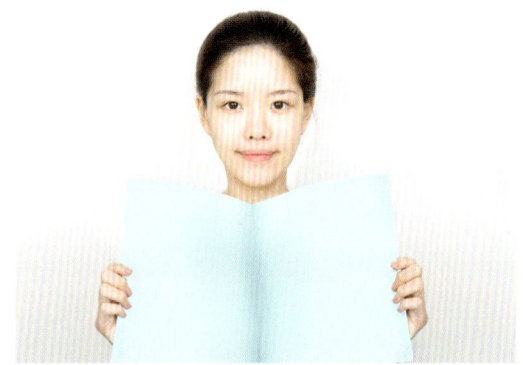

2 컬러북을 턱에서 3~5cm 정도 떨어진 위치에 펼쳐요. 한 장 한 장 넘겨가며 얼굴의 변화를 살펴요. 얼굴과 조화를 이루며 혈색이 좋아 보이는 베스트 색을 찾아요.
TIP 얼굴의 안색, 다크서클, 여드름, 흉터, 코와 입 주변 등에 있는 색소 침착의 변화를 주시하며 베스트와 워스트 색을 찾아요.

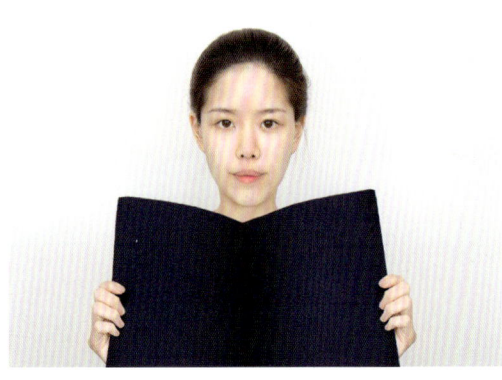

3 워스트 색도 체크해봐요. 칙칙하거나 창백해 보이는 색, 얼굴과 조화를 이루지 못하고 튀어 보이는 색을 체크해요.
TIP 색의 호불호 때문에 진단이 제대로 안 될 수 있어요. 객관적으로 평가해줄 수 있는 친구, 엄마와 함께 진단하면 더 정확해요.

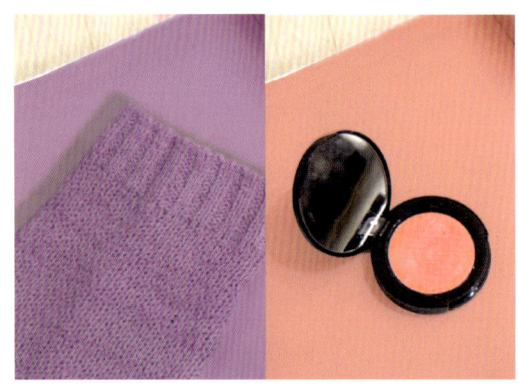

4 평소 주위에서 "잘 어울린다", "예뻐 보인다"라는 말을 들었을 때 입었던 옷이나 색조 화장품과 가장 비슷한 컬러를 찾아 펼쳐요.

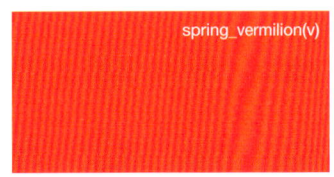

5 컬러칩 오른쪽 윗부분에 적힌 색상과 톤을 확인하면 끝!
TIP 컬러칩 읽는 방법을 소개할게요. 예를 들어 컬러칩 오른쪽 윗부분에 spring_vermilion(v)라고 쓰여 있다면, spring은 계절 타입, vermilion는 컬러 이름, (v)는 pccs 톤을 이루는 12가지 특성 중 하나 (13쪽 참고)를 나타내요.

컬러북을 얼굴에 대봐도 못 찾겠다!
그럼 톤부터 사계절 타입까지 차근차근 다시 알아봐요

1 어울리는 톤(명도+채도)을 찾아요
PCCS 톤 표를 참고하여 안색이 가장 맑고 잘 어울리는 톤을 체크해요. 가장 쉽게 나누는 방법은 크게 고명도, 고-중명도, 중명도, 중-저명도, 저명도 중 어느 부분 톤이 조화롭고 안색이 맑아 보이는지 체크하는 거예요. 채도가 높은 것이 잘 어울리는지, 낮은 것이 잘 어울리는지도 파악해요.

2 쿨톤, 웜톤을 찾아요
톤 안에서 레드 계열, 블루 계열, 그린 계열을 찾아 같은 톤 내의 웜톤과 쿨톤을 비교해요. 예를 들어 1단계에서 중명도, 고채도의 비비드 타입~브라이트 타입 정도가 잘 어울리는 걸 알았다면, 상단에 표시된 톤을 참고하여 비비드 톤의 쿨톤 빨간색(121쪽) VS 비비드 톤의 웜톤 빨간색(37쪽), 비비드 톤의 쿨톤 파란색(129쪽) VS 브라이트 톤의 웜톤 파란색(47쪽) 으로 비교해보는 거예요.

3 가장 잘 어울리는 색을 찾아요
비비드 톤의 웜톤이 나의 퍼스널 컬러임을 알았다면 비비드 톤이 속해 있는 봄 타입의 페이지를 펴서(37~49쪽) 그 안에서도 무슨 색이 내 안색을 가장 살려주는지 순서를 정해보세요!

036~049쪽 봄 브라이트 | 050~063쪽 봄 라이트 | 064~077쪽 여름 라이트 | 078~091쪽 여름 뮤트 | 092~105쪽 가을 뮤트 | 106~119쪽 가을 딥 | 120~133쪽 겨울 브라이트 | 134~147쪽 겨울 딥

실천!
친구의 퍼스널 컬러를 찾아볼게요

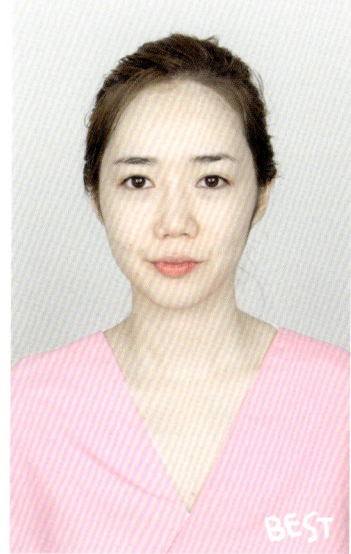
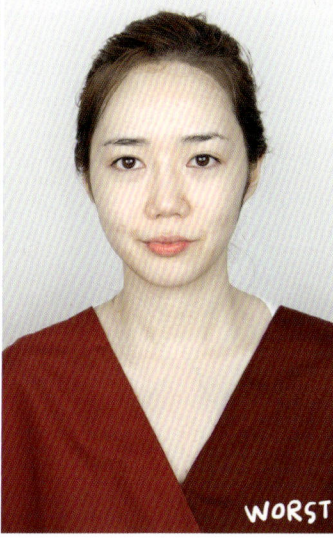

1 중명도 이하로 내려가면 얼굴이 칙칙하고 잡티가 강조돼요. 고명도인 라이트~페일 톤에서는 얼굴이 화사해 보이며 안색이 맑아 보이는 걸 확인! 하지만 라이트 그레이시로 채도가 내려가면 다시 얼굴이 칙칙해져요.

2 라이트~페일톤의 웜톤(봄)과 쿨톤(여름) 색 중 무엇이 더 잘 어울리는지 번갈아가며 진단해봤어요. 블루베이스 쿨톤의 색들이 더 잘 어울리는 타입인 걸 확인!

3 페이지(64~77쪽)에서 가장 잘 어울리는 색을 진단해본 결과 여름 타입의 라이트 톤 powder pink(65쪽)가 색이 베스트 컬러임을 확인!

038

spring_coral pink(b)

040

spring_tangerine(b)

spring_yellow(b)

spring_yellow green(v)

spring_aqua blue(b)

spring_camel(b)

050

spring_peach pink(p)

spring_coral pink(lt)

spring_salmon pink(lt)

spring_yellow(p)

spring_yellow green(lt)

spring_sky blue(p)

spring_camel(lt)

064

summer_powder pink(p)

summer_dusty rose(lt)

summer_azalea(b)

summer_lime yellow(lt)

summer_mint(p)

074

summer_lavender(p)

summer_dusty rose(sf)

summer_blushed pink(d)

080

summer_jade(sf)

summer_emerald green(d)

summer_turquoise green(dg)

summer_dove(sf)

088

summer_cocoa brown(d)

summer_charcoal gray(dk)

092

autumn_coral(sf)

autumn_amber(d)

autumn_gray beige(sf)

autumn_moss green(sf)

autumn_artemisia green(g)

autumn_navy blue(d)

autumn_cafe latte(d)

autumn_crimson(dk)

autumn_gold(dk)

autumn_pumpkin(s)

autumn_lawn green(dp)

114

autumn_olive green(dk)

autumn_dark navy(dk)

autumn_chestnut brown(dkg)

winter_fuchsia red(v)

winter_magenta(v)

winter_lime yellow(b)

winter_green(v)

winter_blue(v)

130

winter_purplish blue(v)

132

winter_purple(v)

winter_wine red(dk)

winter_reddish purple(dp)

winter_ever green(dk)

winter_indigo blue(dk)

142

winter_prussian blue(dkg)

winter_deep purple(dkg)

winter_black(bk)

컬러칩 한눈에 보기!

각 타입에 해당하는 컬러를 모아봤어요. 한 장 한 장
넘기며 따로 보는 것보다 훨씬 이해하기 쉽고 기억에 오래 남을 거예요.
자신의 타입 부분만 잘라 가지고 다녀도 좋아요!

봄

여름

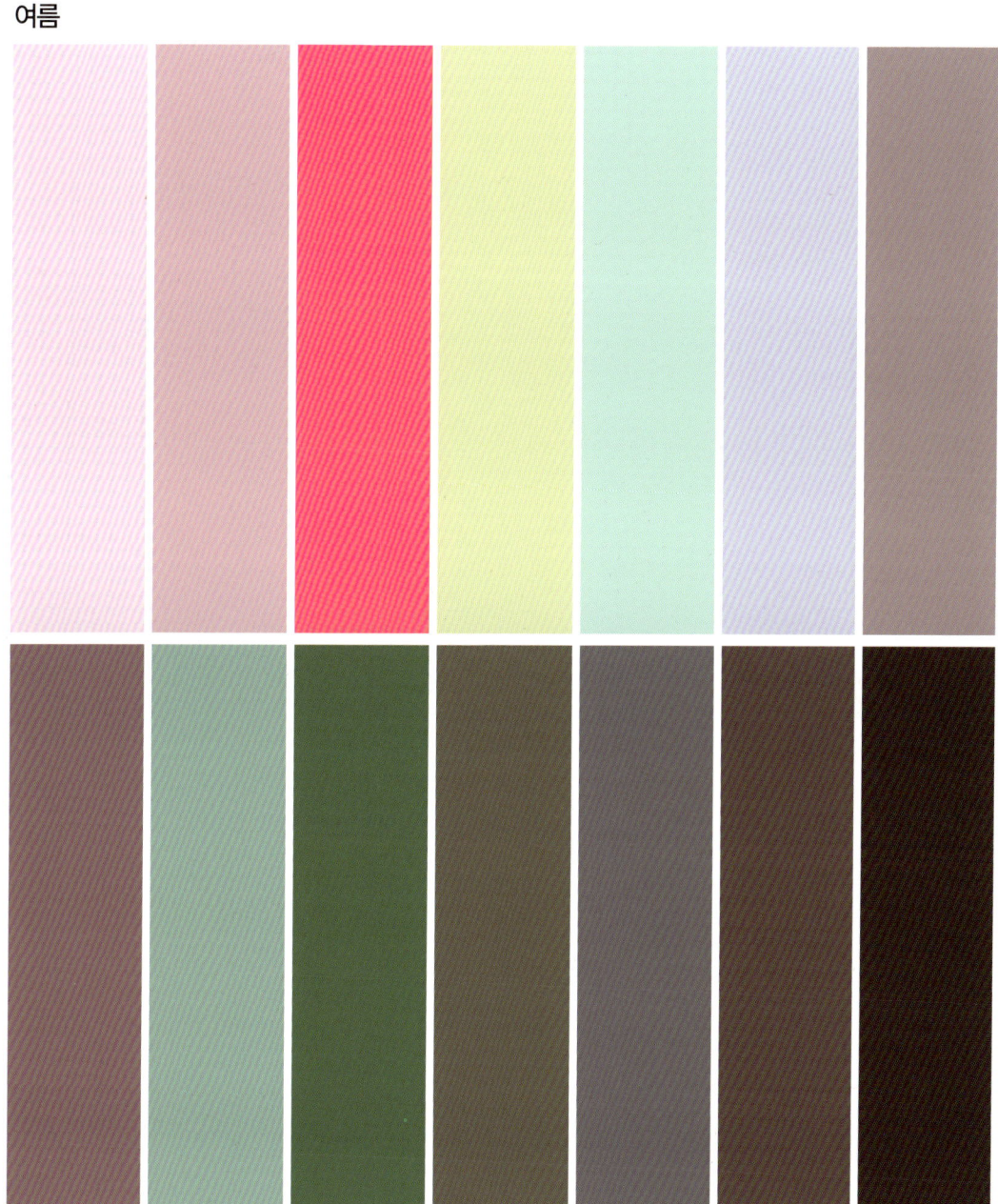

가을

겨울

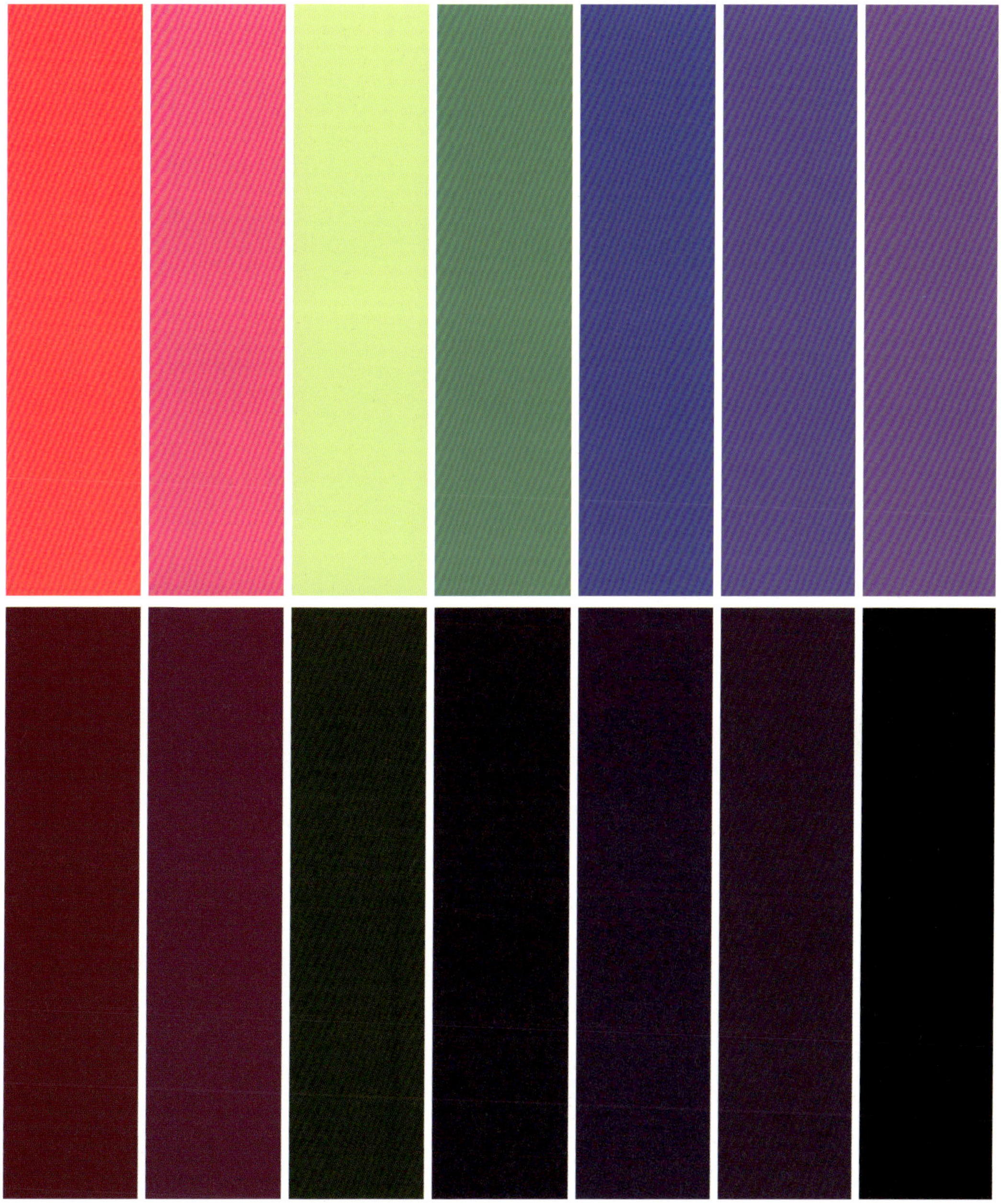

퍼스널 컬러에 맞춰
메이크업해봐요!

Color Matching

퍼스널 컬러를 찾았다면 그 타입에 맞춰 메이크업을 해봐야겠죠? 엑스표 쫙쫙 그으며 강조한, 피해야 할 색들만 사용하지 않으면 절반은 성공! 지금부터는 퍼스널 컬러로 조화롭게 메이크업하는 방법을 소개할게요. 과하지 않으면서 센스 있는 튜토리얼로 365일 활용 가능해요!

봄 브라이트 타입 컬러매칭

화사하고 선명한 색이 잘 어울리는 봄 브라이트 타입. 립스틱은 비비드 톤과 브라이트 톤 사이의 맑고 쨍한 코랄핑크색, 다홍색, 주황색을 추천해요. 톤만 맞는다면 푸른 기가 살짝 도는 핑크색도 OK! 흰빛이 많이 나거나 어두운 색은 절대 피하세요. 헤어 컬러는 진한 갈색부터 밝은 갈색까지 브라운 톤이 잘 어울리며 따뜻한 빛이 도는 부드러운 자연흑발도 좋아요. 푸른빛이 도는 흑발은 얼굴이 창백해 보이니 피하세요.

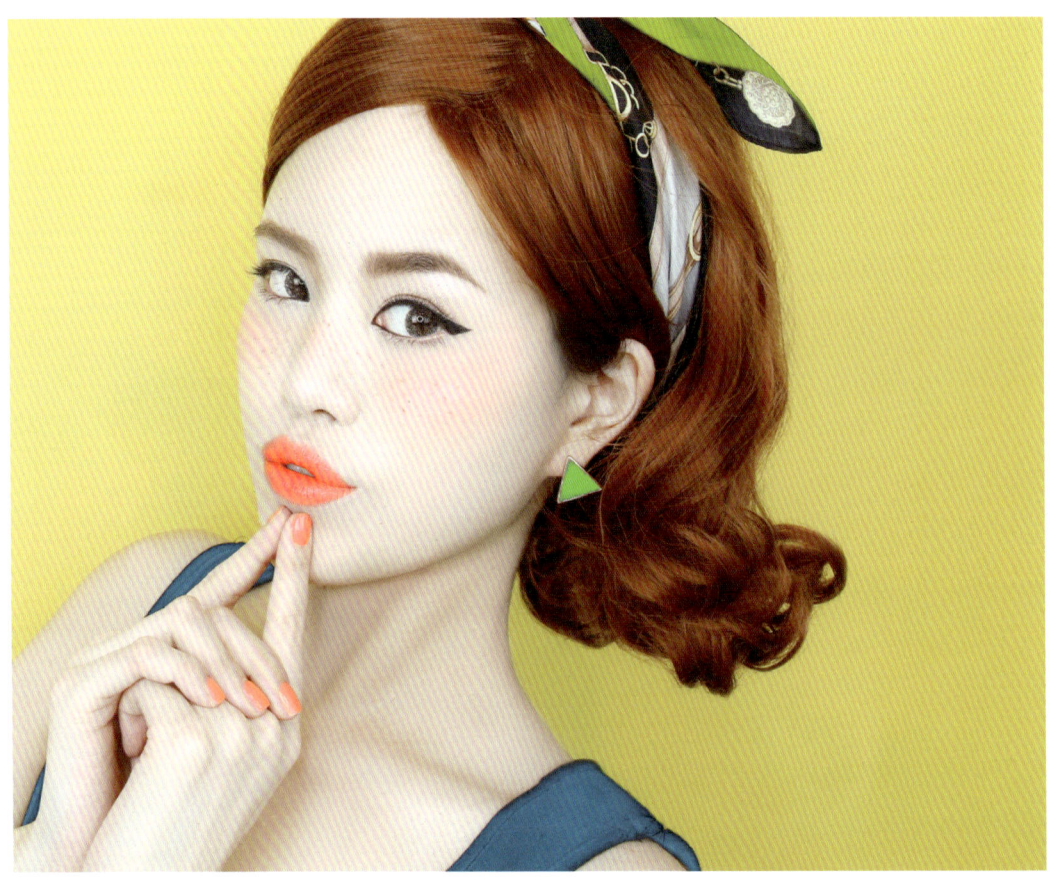

개코가 추천하는 컬러매칭

아이섀도

은은한 피치빛	노란빛이 도는 중간톤	노란빛이 도는 어두운 톤
은은한 웜톤 핑크빛	은은한 웜톤 핑크빛 중간톤	살짝 회색 기가 도는 어두운 톤
살몬피치색	은은한 오렌지빛 중간톤 / 선명한 오렌지색의 포인트 섀도	노란기가 도는 어두운 톤

블러셔

- 흰빛이 살짝 섞인 오렌지색
- 은은한 웜톤 핑크색
- 은은한 살몬피치색

립스틱

- 선명한 주황색
- 웜톤 핫핑크색
- 선명한 다홍색

봄 라이트 타입 컬러매칭

맑고 은은한 컬러가 시선을 끌죠. 색조 화장을 할 때는 보일 듯 말 듯 연한 컬러를 사용해 깨끗한 느낌을 줘요. 립스틱은 흰빛이 섞인 코랄, 따뜻한 핑크색이 잘 어울리며 헤어 컬러는 밝고 부드러운 색 위주로 옐로블론디와 자연흑갈색을 추천해요.

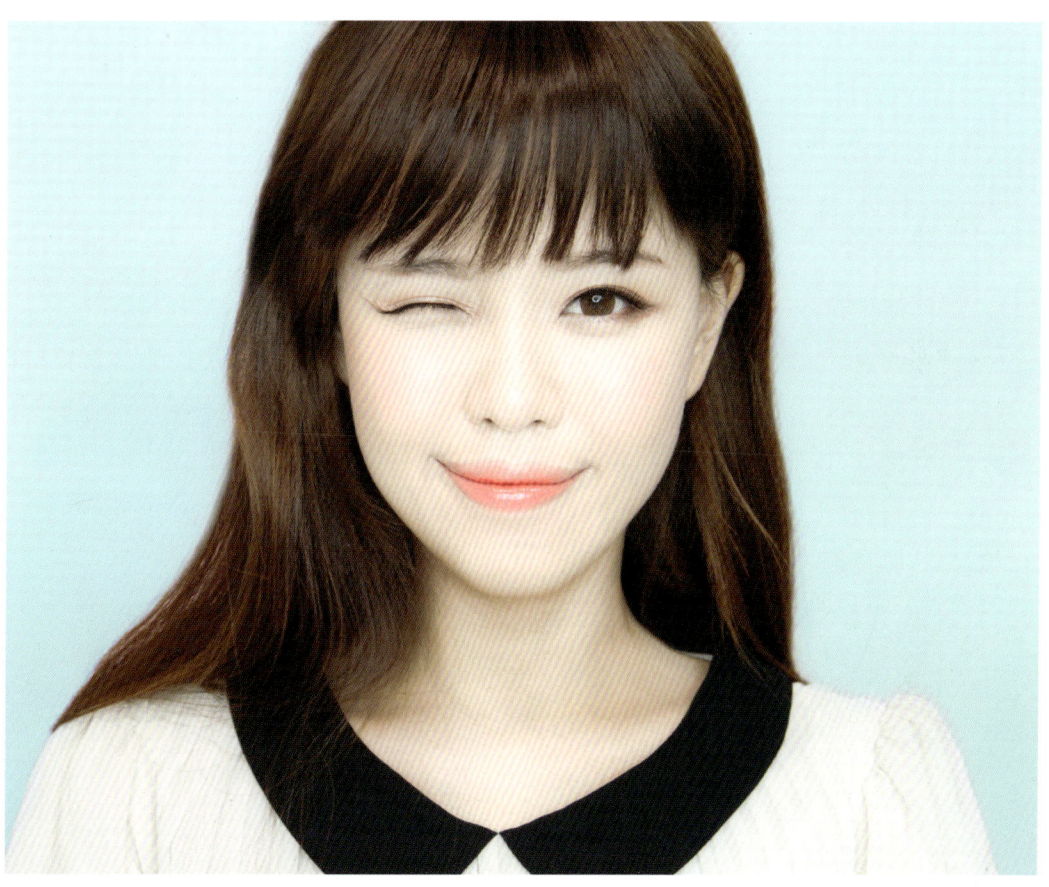

개코가 추천하는 컬러매칭

아이섀도

핑크코랄색	핑크코랄색 중간톤	회색기가 도는 브라운
피치코랄색	주황빛이 도는 톤 다운된 중간톤	갈색
웜톤 핑크색	웜톤 핑크색 중간톤	회색기가 도는 어두운 톤

블러셔

- 흰빛이 섞인 핑크코랄색
- 주황빛이 도는 블러셔
- 웜톤 핑크색

립스틱

- 핑크코랄색
- 피치코랄색
- 웜톤 핑크색

여름 라이트 타입 컬러매칭

여성스러움이 물씬 풍기는 여름 라이트 타입은 연보라색, 딸기우유색 블러셔가 잘 어울려요. 립스틱은 톤 다운된 연한 핑크색과 물 먹은 맑은 레드 컬러를 발라요. 헤어는 회색빛이 나는 중간 톤 애시브라운 컬러가 딱이에요. 주황빛이 도는 블론디와 푸른빛이 강한 흑발은 비추! 얼굴이 창백해 보일 수 있어요.

개코가 추천하는 컬러매칭

아이섀도

연보라빛	톤 다운된 연보라빛 중간톤 섀도	자줏빛 어두운 톤
밝은 회색	푸른빛이 섞인 중간톤 회색	어두운 회색
보라빛이 도는 밝은 회색	보랏빛이 도는 중간톤 회색	쿨브라운의 어두운 톤

블러셔

- 흰빛이 섞인 연보라색
- 라벤더색
- 흰빛이 섞인 쿨톤 핑크색

립스틱

- 푸른 기가 많이 도는 쿨톤 핑크색
- 보라색에 가까운 쿨톤 핑크색
- 흰색이 섞인 쿨톤 핑크색

여름 뮤트 타입 컬러매칭

회색이 많이 섞인 톤 다운된 파스텔 계열이 잘 어울리는 타입으로 벽돌색 혹은 톤 다운된 핑크색 립스틱을 추천해요. 단, 흰빛이 많이 들어간 코랄 계열이나 형광색은 어울리지 않으니 반드시 피하세요. 헤어 컬러는 회색빛이 나는 애시브라운을 강추! 주황 기, 노란 기가 도는 밝은 컬러는 사용하지 않는 게 좋아요.

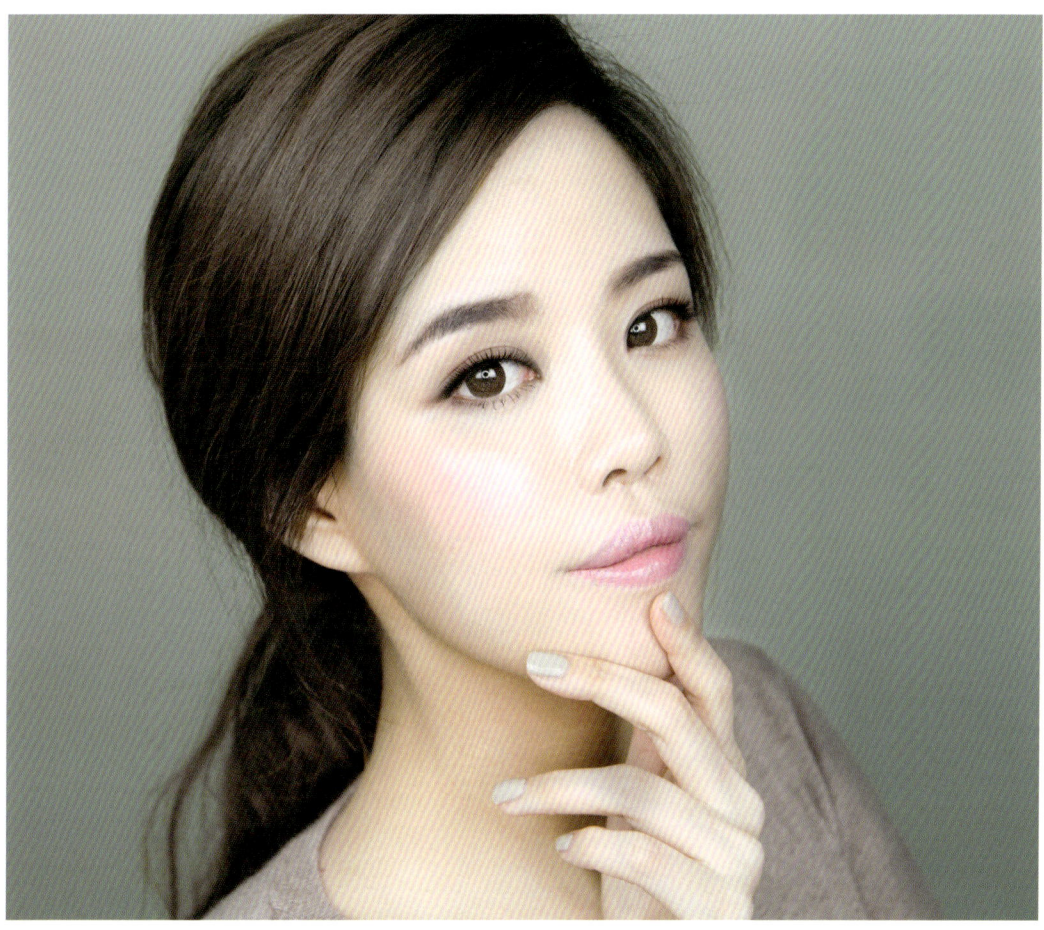

개코가 추천하는 컬러매칭

아이섀도

회색빛이 섞인 톤 다운된 핑크빛	회색빛이 섞인 톤 다운된 핑크빛 중간톤	회색빛이 섞인 톤 다운된 핑크빛 어두운 톤
푸른빛이 도는 회색	푸른빛이 도는 회색 중간톤	고동색 어두운 톤
톤 다운된 보라색	톤 다운된 보라색 중간톤	차콜그레이색의 어두운톤

블러셔

- 흰빛과 회색빛이 섞인 톤 다운된 쿨톤 핑크색
- 흰빛이 섞인 쿨톤 핑크색
- 톤 다운된 로즈핑크색

립스틱

- 회색빛이 섞인 톤 다운된 핑크색
- 벽돌색
- 톤 다운된 자주색

가을 뮤트 타입 컬러매칭

그윽하고 매력적인 분위기가 눈길을 끄는 가을 뮤트 타입. 색조 화장품은 인디핑크색과 같이 채도가 낮은 흐릿한 컬러 위주로 고르고 립스틱은 말린 장미색과 노란 기가 도는 벽돌색을 추천해요. 헤어 컬러는 흑갈색, 황갈색이 잘 어울린답니다.

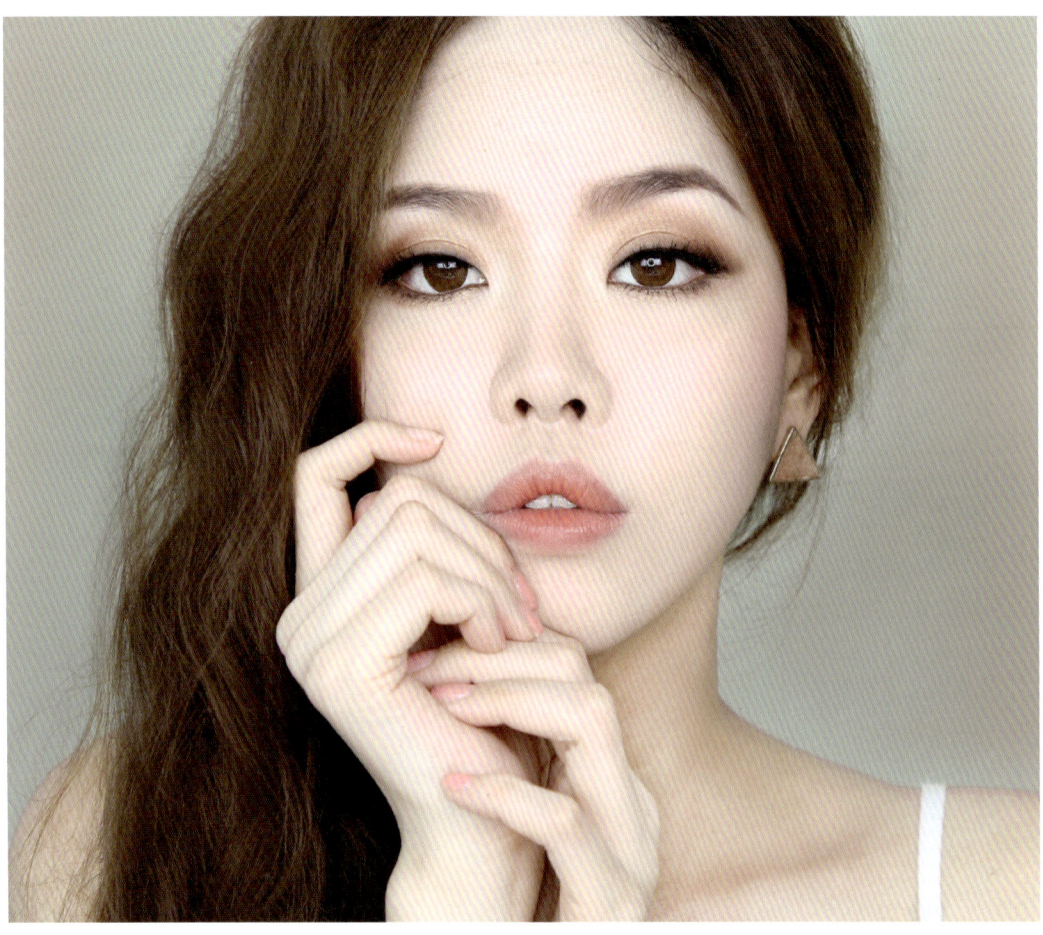

개코가 추천하는 컬러매칭

아이섀도

아이보리색	노란빛이 도는 브라운 컬러의 중간톤	노란빛이 도는 브라운컬러의 어두운 톤
노란빛과 회색빛	노란빛과 회색빛의 중간톤	회색빛의 어두운 톤
회색빛이 도는 톤 다운된 핑크색	노란빛이 도는 브라운의 중간톤	고동색 어두운 톤

블러셔

- 톤 다운된 코랄색
- 톤 다운된 웜톤 핑크색
- 코랄색

립스틱

- 톤 다운된 핑크코랄색
- 벽돌색
- 톤 다운된 코랄색

가을 딥 타입 컬러매칭

고급스러움이 물씬 풍기는 가을 딥 타입은 순색에서 블랙이 조금 섞인 듯한 진하고 딥한 컬러의 색조 화장이 포인트예요. 립스틱은 진한 레드나 살짝 톤 다운된 오렌지색을, 헤어는 흑갈색, 고동색, 진한 레드브라운과 같이 어두운 컬러가 잘 어울려요. 밝은 백금발은 피하는 게 좋겠죠!

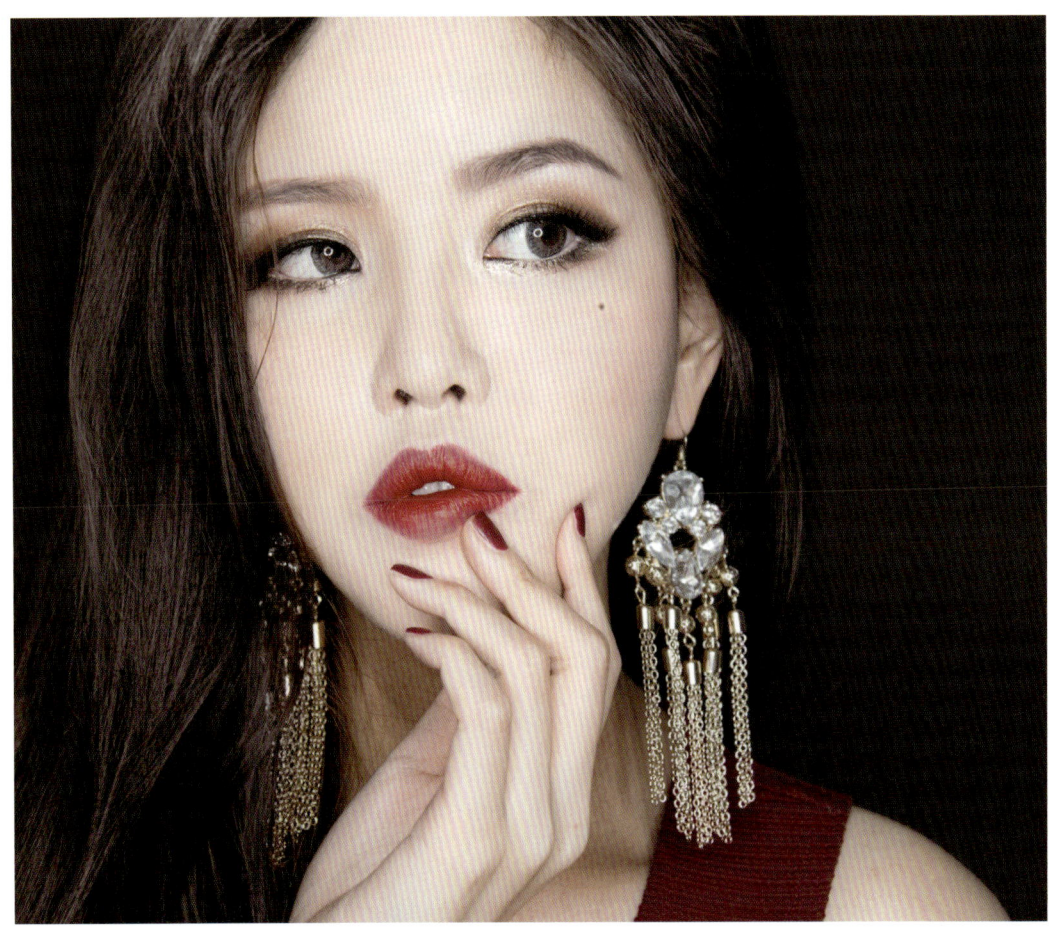

개코가 추천하는 컬러매칭

아이섀도
- 노란빛이 도는 베이스
- 노란빛이 도는 중간톤
- 노란빛이 도는 어두운 톤
- 회색 기가 도는 브라운
- 회색 기가 도는 브라운 중간톤
- 회색 기가 도는 브라운 어두운 톤
- 카키색
- 카키색 중간톤 섀도
- 차콜그레이색 어두운 톤

블러셔
- 오렌지빛이 도는 브라운 톤
- 톤 다운된 웜톤 핑크색
- 톤 다운된 피치코랄색

립스틱
- 버건디색
- 톤 다운된 웜톤 핑크색
- 선명한 레드

겨울 브라이트 타입 컬러매칭

형광 기와 푸른 기가 도는 핫핑크색, 보라색 계열과 푸른 기가 도는 쨍한 레드 립스틱을 추천해요. 헤어 컬러는 푸른 기가 도는 블루블랙, 보랏빛이 나는 블랙과 백금발이 잘 어울리지요. 오렌지브라운, 옐로블론디와 같이 따뜻하고 부드러운 컬러는 피하세요.

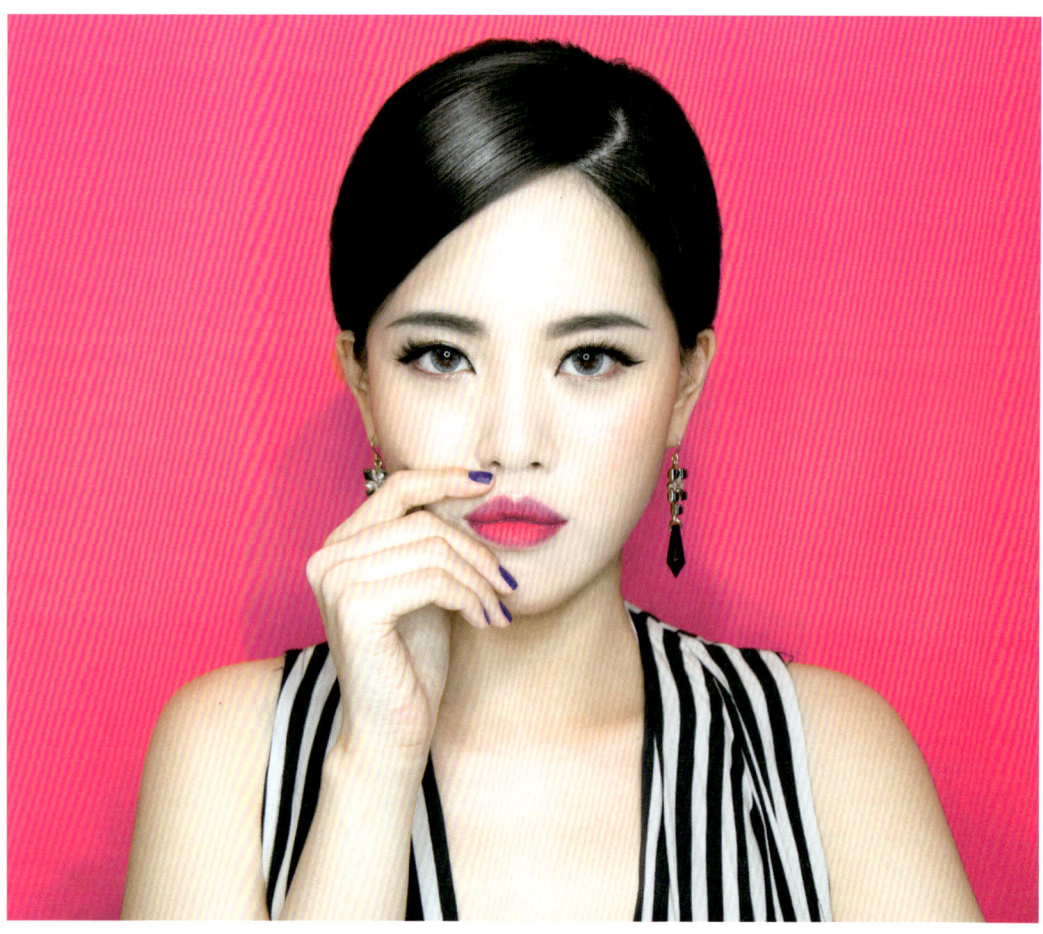

개코가 추천하는 컬러매칭

아이섀도
- 회색빛
- 회색빛 중간톤
- 검정색
- 쿨베이지색
- 다크네이비색
- 푸른 기가 도는 회색
- 푸른빛이 도는 회색 중간톤
- 어두운 회색

블러셔
- 흰빛, 푸른 기가 도는 쿨톤 핑크
- 흰빛이 섞인 붉은색(혈색과 비슷한 색)
- 흰빛이 섞인 연보라색

립스틱
- 마젠타
- 선명한 쿨톤 레드
- 보라색

겨울 딥 타입 컬러매칭

겨울 딥 타입은 립스틱 선택이 중요해요. 푸른빛이 도는 레드, 보라, 핑크색이 잘 어울리지만 같은 계열이라도 딥하고 진한 색이 특히 더 잘 어울려요. 반대로 따뜻한 다홍빛이 나거나 노란 기가 도는 색들은 어울리지 않겠죠! 헤어 컬러는 푸른빛이 나는 블루 블랙, 흑발을 추천해요.

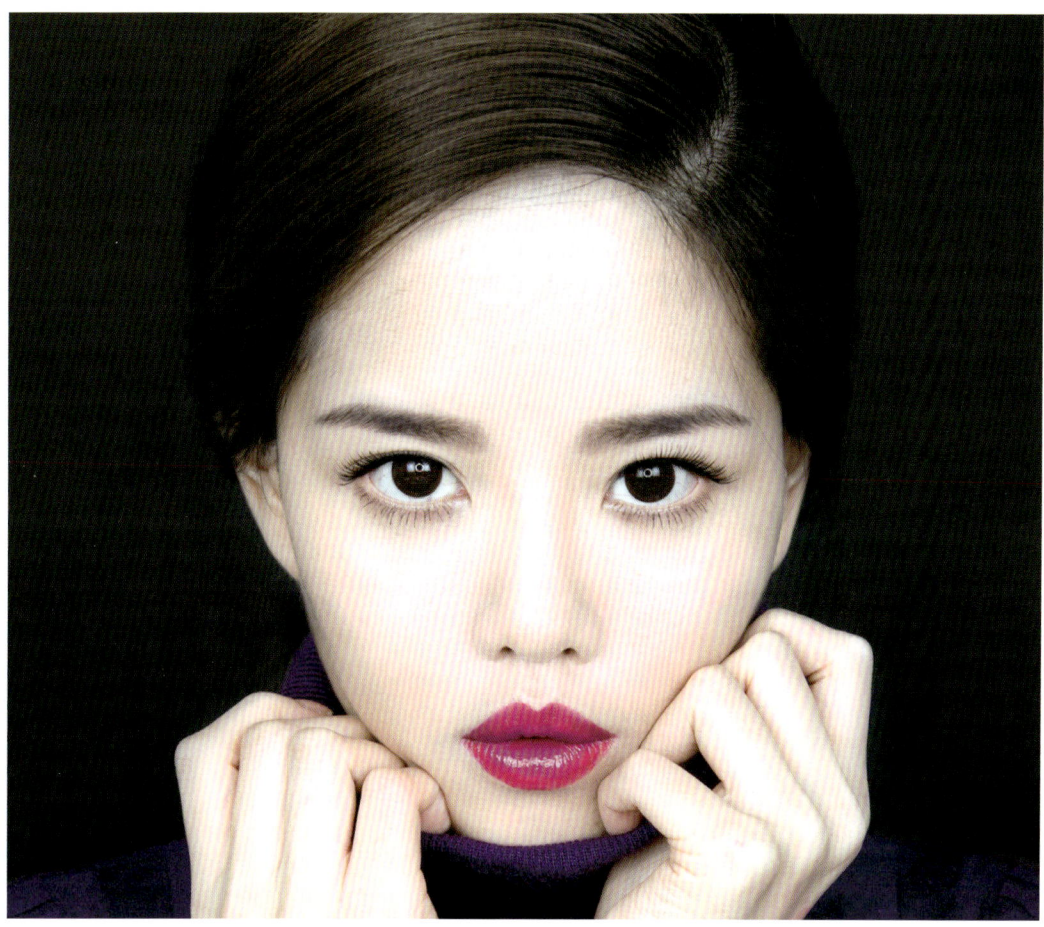

개코가 추천하는 컬러매칭

아이섀도
- 회색빛이 도는 중간톤
- 회색빛이 도는 어두운 톤
- 검정색 어두운 톤
- 밝은 회색
- 검정색
- 푸른빛이 도는 회색
- 푸른빛이 도는 회색 중간톤
- 어두운 남색

블러셔
- 혈색만 줄 수 있는 연한 붉은빛
- 푸른 기가 도는 핑크색
- 연한 쿨톤 핑크색

립스틱
- 다크버건디
- 톤 다운된 보라색
- 톤 다운된 와인레드색

퍼스널 컬러를 찾으셨나요?

성형수술을 하지 않아도
고급 스킨케어를 받지 않아도
자신에게 어울리는 컬러와 메이크업 방법만 알고 있다면
누구든지 예뻐질 수 있어요. 개코처럼요!!
이 책을 통해 숨겨졌던 여러분의 아름다움을 찾길 바랄게요.

앞서 발간한 「개코의 오픈 스튜디오」에서는 인생 템을
「개코의 퍼스널 컬러」에서는 인생 색을!
개코와 함께라면 당신도 뷰티 마스터!

더욱 알차고 실용적인, 개코스러운 정보를 가지고 다시 인사드릴게요.

What's Your Color?
개코의 퍼스널 컬러북

1판 1쇄 발행 2015년 11월 25일 | 1판 4쇄 발행 2018년 11월 19일

지은이 민새롬
발행인 김재호 | **출판편집인** 허엽 | **출판국장** 박성원 | **콘텐츠비즈팀장** 정위용

기획·편집 정세영 | **디자인** nice age
교정 이현미
펴낸곳 동아일보사 | **등록** 1968.11.9(1-75) | **주소** 서울시 서대문구 충정로 29(03737)
편집 02-361-0936 | **팩스** 02-361-1040
인쇄 삼성문화인쇄

저작권 ⓒ민새롬
편집저작권 ⓒ2015 동아일보사
이 책은 편집저작권법에 의해 보호받는 저작물입니다.
저자와 동아일보사의 서면 허락 없이 내용의 일부를 인용하거나 발췌하는 것을 금합니다.
제본, 인쇄가 잘못되거나 파손된 책은 구입하신 곳에서 교환해드립니다.

ISBN 979-11-85711-98-0 13590   값 13,800원

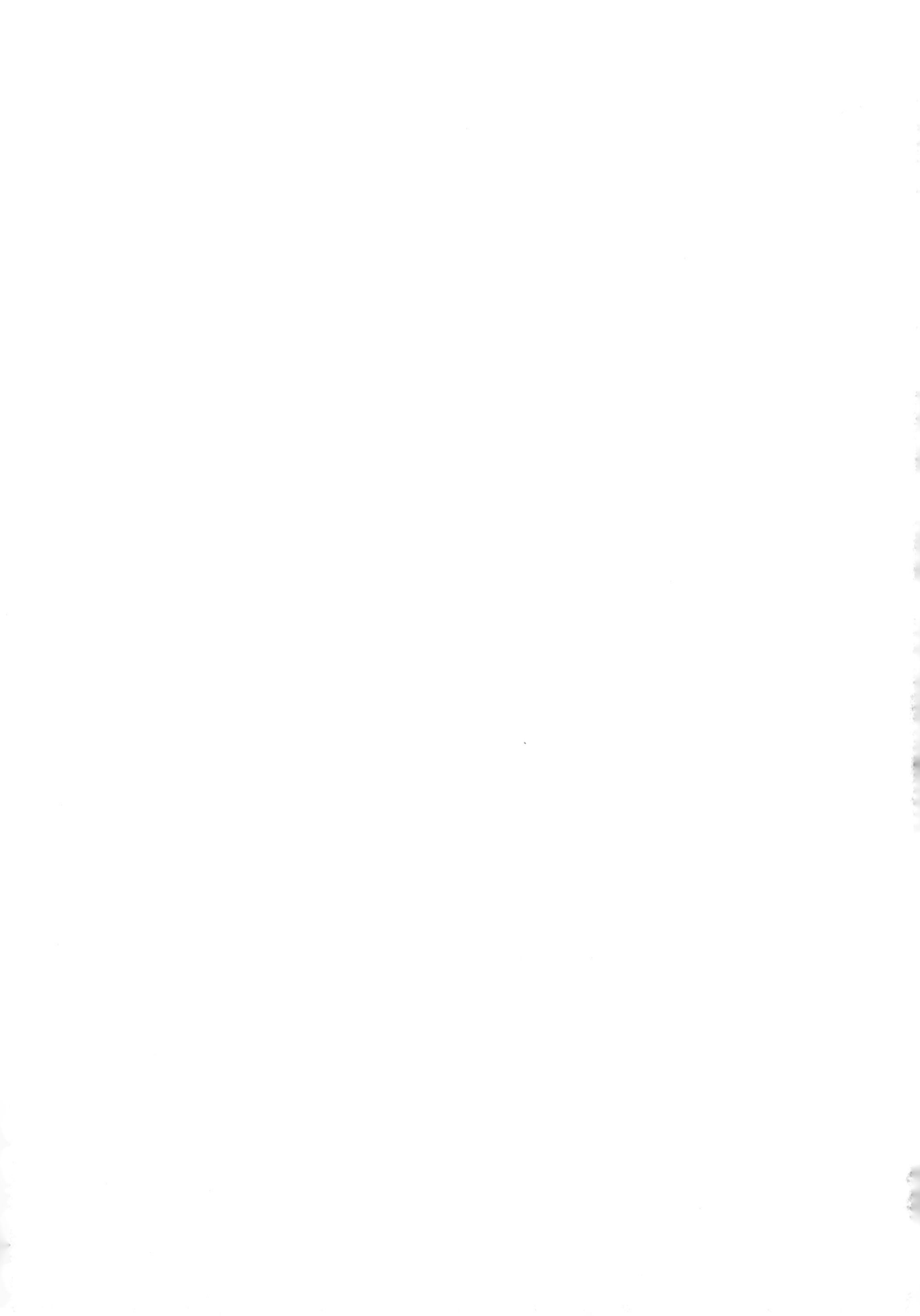